現役病院長が警告！

厚生労働省の罪と功

有吉俊一
有吉クリニック理事長・医学博士

現代書林

はじめに

私は2008年9月に「自分の身体は自分で守る」という本を出版しました。そのなかの第8章「日本の医療はどこへ向かうのか?」で「病院がなくなる」と警告しましたが、あれから7年経過した今、厚生労働省の指導のもと、病院の機能分化が推し進められ、現実に病院のM&Aや、有床診療所の無床化により入院できる施設が激減してきています。

以前のように希望する病院へ簡単に受診できなくなってきていることを感じる人も多いと思います。

厚生労働省は診療報酬改正の名のもとに、2年毎に医療費の見直しを行っています。

これは新しい治療や検査にかかる医療費を決めるために必要なことですが、この際に従来行われてきた治療や検査の診療報酬のほとんどが引き下げられる傾向があります。

病院を経営する者にとっては大きな痛手ですが、これは社会保障費としての財源のない現状ではやむを得ないことかも知れません。

しかし許せないことに、社会保険組合や国民健康保険組合への補助金も削減しています。これは世界に冠たる国民皆保険制度を揺るがすような失策です。多くの保険組合が膨らむ医療費のために破綻の危機に瀕しています。

保険組合が破綻しないためには、保険加入者からの徴収料を増やす必要があり、さらに被保険者の一部負担金を増やすことも必要となってきます。これが患者の病院窓口で支払う金額が従来1割負担であったものが3割負担となった理由です。

このままではさらに負担が4割、5割と増えてくることも考えられます。

そして保険組合は病院から請求された医療費を査定という名目で、無闇に削減することにもなりました。

そうすると病院側は収入の多い治療や検査を行うようになり、ますます医療費が高くなるといった悪循環を起こしてきます。

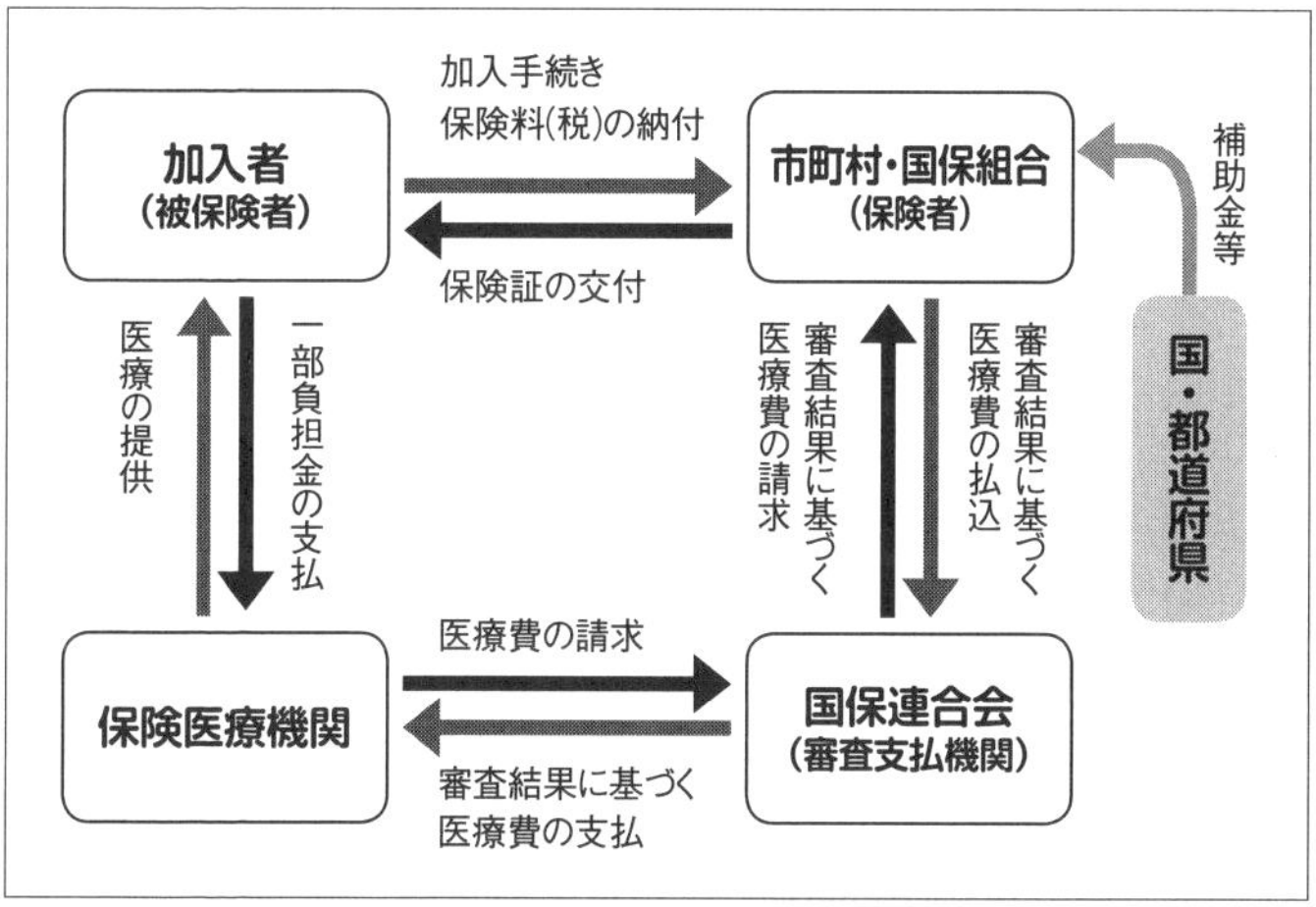

本当に国民皆保険制度が危うい状態になってきています。

さらに厚生労働省は、医療と介護を分離させることによって社会保障費全体を削減しようと試みました。

介護に飛びつく医療機関に対しては、助成金を出すことによって入院施設から介護施設への変更を促した経緯もあります。

そして次に介護を受ける人が増えて介護保険が苦しくなると、今度は介護報酬を下げ、介護の補助金も削減しようとしています。

そしてそれでも限界を感じた結果、

最終的には在宅で医療と介護を行うことを奨めているのです。

在宅医療を行う医療機関を増やそうとして現在、在宅医療費は外来患者よりかなり高く設定されており、在宅医療を受ける患者にとっては負担が多くなっています。

一施設に入居する患者をたくさん診た方が外来で診療するよりも割がいいため、在宅医療を引き受ける医療機関が斡旋業者に手数料を払っていたことが新聞の記事にもなりました。

そして社会の批判が強まると、今年度からは一施設で診察する人数が多くなるのに応じて、診療点数が低くなるように診療報酬を改正しました。

厚生労働省に踊らされている医者や介護事業者にはうんざりしますが、手のひらを返すように方針を変えるのも厚生労働省の常套手段です。

厚生労働省は医療費抑制を目的として現在も着々と入院施設の削減、医療と介護の分離、在宅医療への転換を進めています。

このままでは本当に医療や介護を必要とする人が受けられなくなってしまい

ます。
現在の実態を少しでも多くの人に理解してもらいたいという気持ちで、医療と介護の両面から書き記していくことにしました。

２０１５年2月

有吉クリニック理事長・医学博士　有吉俊一

厚生労働省の罪と功◉もくじ

はじめに――1

第1章 医療と介護の現実と問題点

希望する病院を簡単に受診できない現実――14
入院期間の制限と介護への移行――17
リハビリテーション・介護の制度はどうなっているのか――19
訪問リハビリテーションの長所と短所――21
介護保険制度の問題点とは――26
病院が減り続けている現実――32

第2章

在宅医療と最期の看取り

厚生労働省は在宅医療を推し進めている——38
在宅医療ではどんな医療が受けられるのか——41
最期の看取り——45
ホスピスとは——47
訪問看護の仕組み——52
在宅療養支援診療所とは——57
在宅療養支援診療所と薬の処方——60
「かかりつけ医」と出会うヒント——66

第3章 国がすすめる地域包括ケアシステムとは

地域包括ケアシステムとは——74
老人ホームの種別——79

第4章 医者の資格

医者という仕事——88
研究医は減っている——94
名医とよばれる人たち——99

第5章

賢い「かかりつけ医」の選び方

「かかりつけ医」を選ぶ4つのポイント —— 102
総合診療科とは —— 104

第6章

統合医療（ホリスティック医療）と生活習慣病の予防

統合医療・代替医療とは —— 108
統合医療と厚生労働省 —— 112
生活習慣病の予防 —— 114

第7章

健診と検診

生活習慣病予防健診とは——132
健診の義務化——137
産業医の仕事——150
企業の社会的責任——153

おわりに——156

第1章

医療と介護の現実と問題点

希望する病院を簡単に受診できない現実

一口に病院といっても、病院は現在では一般病院や診療所（有床・無床）と地域医療支援病院、さらに大学病院などの特定機能病院の3つに大別されています。（図1）

地域医療支援病院や特定機能病院にかかりたい場合、患者はまず一般病院や診療所の「かかりつけ医」に受診して、そこで紹介状をもらってから受診しないと、高額な初診料が加算されることになりました。

このシステムは、軽い症状の患者が大きな病院で簡単に検査や診療を受け、本当に重症の患者が受診できなくなる弊害を防止する意味では確かに良いシステムです。

また、無駄な医療費の削減にも大きな効果があります。

しかし、患者は希望する病院を簡単に受診できなくなったことは事実です。

図1

病院の機能分化

一般病院、有床診療所
（無床診療所）

- 直接、通院や入院が可能な医療施設。かかりつけ医としての役割
- ベッド数を20床以上有するものが一般病院、19床以下のものが有床診療所
- 在院日数の制限はないが、入院ベッドには一般病床と療養型病床があり、急性期は一般病床、慢性期は療養型病床へと移動させられる

地域医療支援病院
在院日数の制限がある

都道府県知事が地域医療の確保を図る目的で指定した200床以上の病院

- かかりつけ医からの紹介患者に対する医療の提供
- 医療機器の共同利用の実施
- 救急医療の提供
- 地域の医療従事者に対する研修の実施

特定機能病院
在院日数の制限がある

一般の病院などから紹介された高度先端医療行為を必要とする患者に対応する病院として厚生労働大臣の承認を受ける。一般の病院としての設備に加えて集中治療室、無菌病室、医薬品情報管理室を備え、病床400以上、10以上の診療科、来院患者の紹介率が30%以上であることを条件としている。紹介状を持たない初診患者の受診に追加料金が請求されるのはこのためである

図2

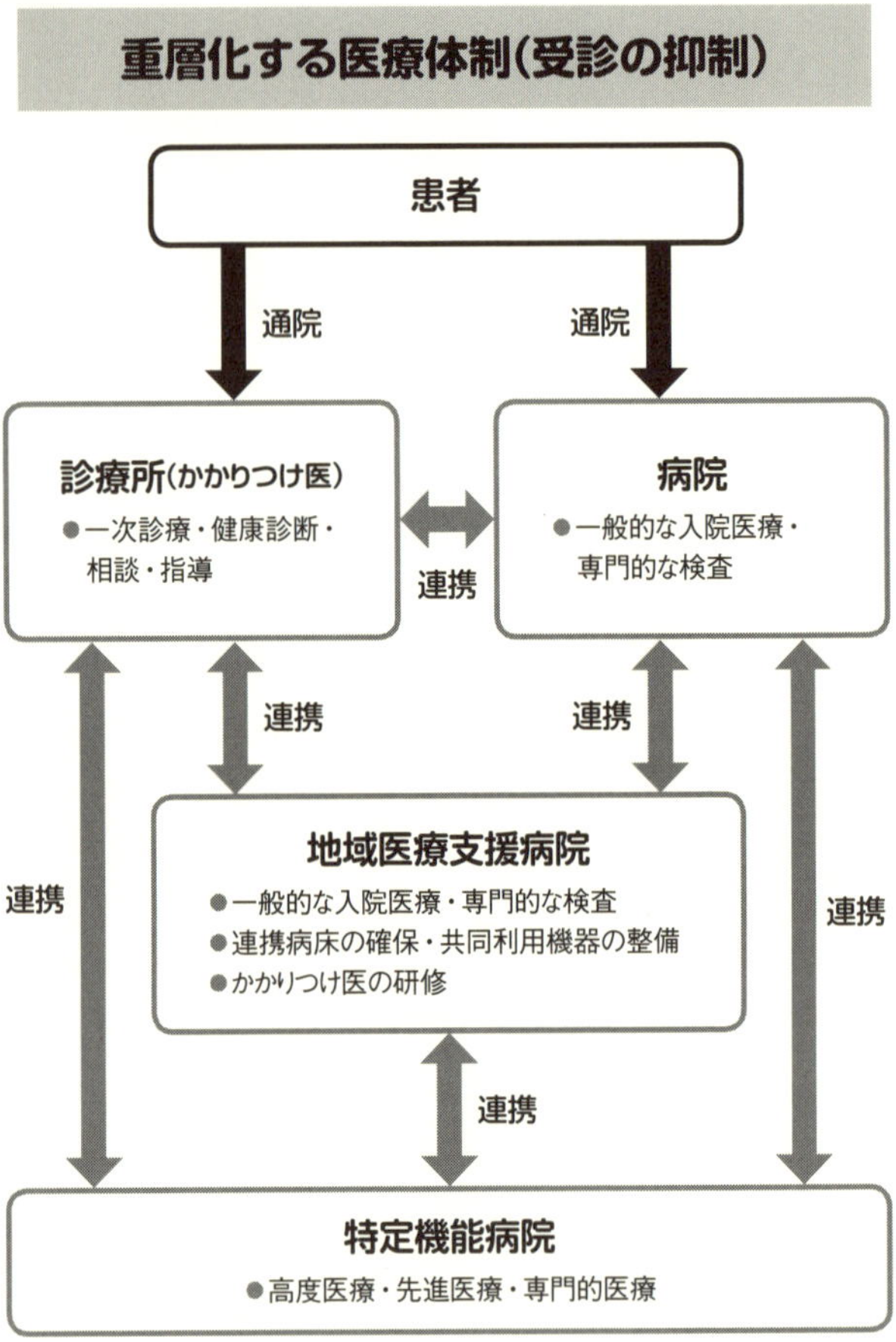
重層化する医療体制(受診の抑制)
患者
通院
通院
診療所(かかりつけ医)
●一次診療・健康診断・相談・指導
病院
●一般的な入院医療・専門的な検査
連携
連携
連携
地域医療支援病院
●一般的な入院医療・専門的な検査
●連携病床の確保・共同利用機器の整備
●かかりつけ医の研修
連携
連携
連携
特定機能病院
●高度医療・先進医療・専門的医療

今後は診療所の「かかりつけ医」を通さないと、地域医療支援病院や特定機能病院にかかりにくくなりました。（図2）

あなたはこの制度の変更をご存知でしたか？

入院期間の制限と介護への移行

さらに受診だけでなく、入院も厳しく制限されるようになってきました。一般病院や有床診療所でも一般病床と療養型病床に分別され、急性期は一般病床、慢性期は療養型病床へと同じ施設内でも移動させられます。

地域医療支援病院や特定機能病院では平均在院日数はさらに制限され、退院後にもリハビリテーションが必要な場合はリハビリテーション専門病院、さらには介護療養型医療施設、介護老人保健施設、介護老人福祉施設などへと、たらい回しにされるようになっています。

つまり脳卒中や外傷などでも、病状が慢性化すると医療保険ではなく、介護

図3

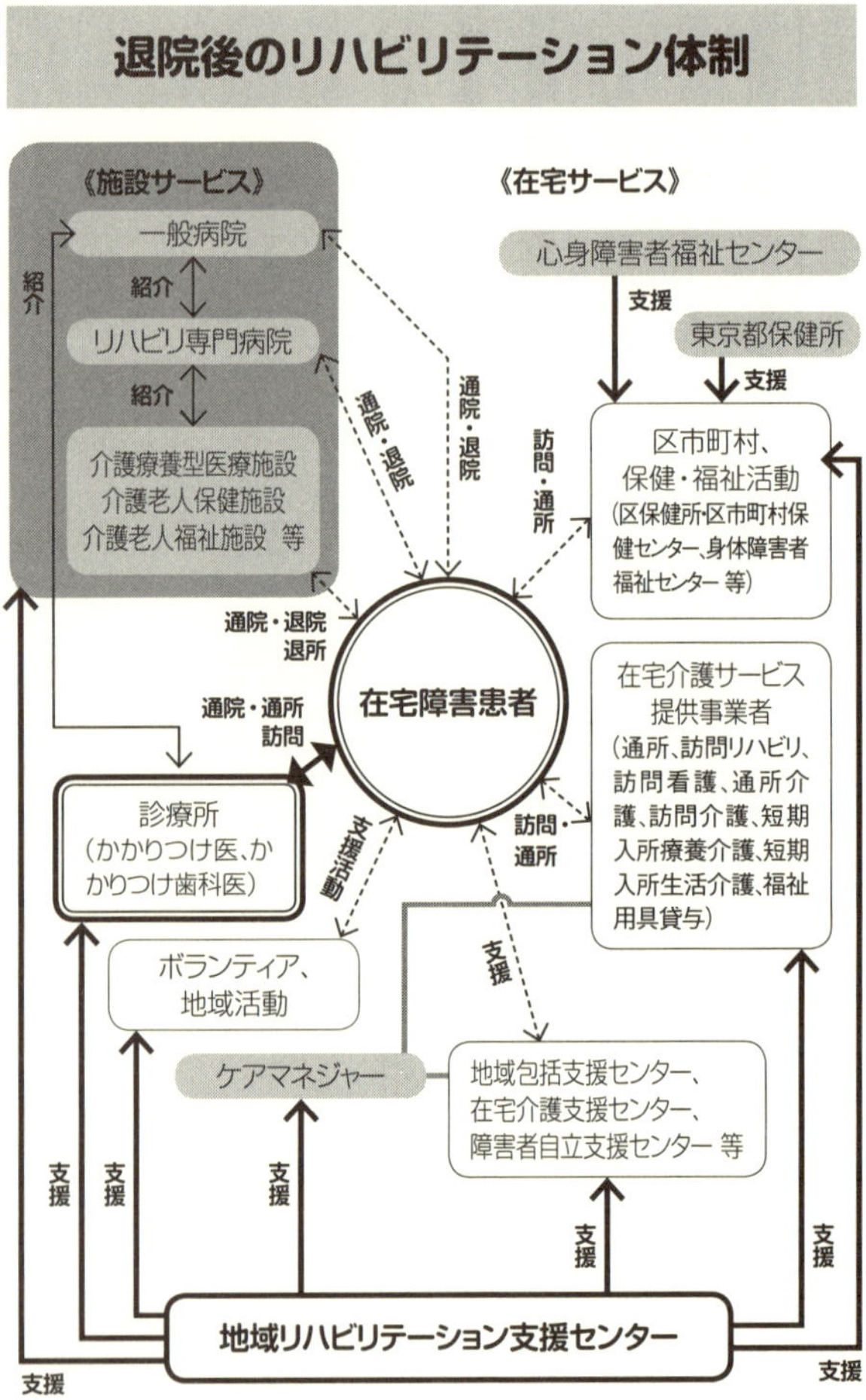

出典：日本医師会雑誌第139巻 特別号（1）

保険で治療を受けなければならなくなったわけです。

またこれらの医療施設にも在院日数の制限が設けられているため、これよりもっと長期化する場合には地域包括支援センター、在宅介護支援センター、障害者自立生活支援センターなどの地方自治体の地域リハビリテーション支援センターや民間の在宅介護サービスの世話にならなければなりません。（図3）

リハビリテーション・介護の制度はどうなっているのか

病気や外傷が原因で心身の機能が障害され、生活上の支障が生じたときに、それを回復させることがリハビリテーションです。

リハビリテーション（機能回復訓練）が必要なものとしては脳卒中、外傷性脳損傷、脊髄損傷、小児疾患、骨関節疾患、切断、関節リウマチ、神経筋疾患、心疾患、呼吸器疾患、摂食嚥下障害などたくさんの病気や外傷があります。

医学的リハビリテーションはリハビリテーション専門医・リハビリテーショ

ン看護師・理学療法士・作業療法士・言語聴覚士・視能訓練士・臨床心理士・ソーシャルワーカーなど多数の専門職のチームアプローチによって成果が得られるわけで、これを一般の在宅で行うことなど正直言って不可能としか思えません。

しかし、国はリハビリテーションまでも医療と切り離して、在宅介護で行うことを奨めています。

通所リハビリテーション（デイケア）は、送迎バスによって老人保健施設などに通い、理学療法士や作業療法士などによる機能回復訓練を行うサービスです。

食事や入浴といった生活援助サービスを合わせて受けることができるほか、1時間以上2時間未満といった短時間の利用も可能で、病院に治療に行くのと同じような感じで、リハビリのためだけに通うこともできます。

機能訓練のメニューや、生活援助サービスの内容は事業者によって異なるので、利用にあたっては実際に施設を見学に行くことをお勧めします。

できれば要介護者本人と一緒に見学に行って、他の利用者やスタッフの雰囲気なども チェックすると良いでしょう。

リハビリテーションについては、訪問リハビリテーションでも受けることができます。

移動などによる肉体的な負荷も無いため、退院直後などで体力的に自信がない場合などは、訪問リハビリテーションを利用するのも良いでしょう。

訪問リハビリテーションの長所と短所

【長所】

・住み慣れた自宅で、日常生活に即した訓練を受けられる。
・一対一でサービスが受けられるため、きめ細かな部分まで目配りをしてもらえる。
・利用者のペースで訓練を受けることができる。

【短所】

・大型のリハビリ機器を使えないため、訓練の手段が限定される。
・食事や入浴といった、リハビリテーション以外のサービスを受けられない。
・他の利用者と交流することができない。

訪問リハビリテーションは理学療法士が訪問して行うもので、理学療法士が増員されないと実現しません。理学療法士に限らず、作業療法士・言語聴覚士・視能訓練士なども不足している現状では、訪問リハビリテーションの普及ははっきり言って遅れています。

現実には訪問マッサージを行うことくらいしか行われていないのが、訪問リハビリテーションの実態です。

リハビリテーションが医療から介護へと移される中で重要になってくるのが介護支援専門員（ケアマネジャー）とよばれる存在です。介護支援専門員とは次のような仕事や役割を果たしています。

■介護保険法において、要支援・要介護認定を受けた人からの相談を受け、「かかりつけ医」の指示書のもと、居宅サービス計画（ケアプラン）を作成し、他の介護サービス事業者との連絡、調整等を取りまとめる者。通称ケアマネジャー。略称ケアマネ。

■介護支援専門員は居宅介護支援事業所・介護予防支援事業所・介護保険施設・グループホーム・小規模多機能型居宅介護事業所等に所属する。

■介護サービスの利用開始後は、提供されている介護サービスが適切かどうかを定期的に評価して、要介護者と介護者の状況に合わせて再び査定し、プランニングを行う。

ケアマネジャーは、日中は利用者の訪問、役所への手続き、研修会への参加、地域ケア会議の参加を行い、夕方からは医師会の研修、地域ケアマネ会議など

図4

在宅介護のための社会サービス

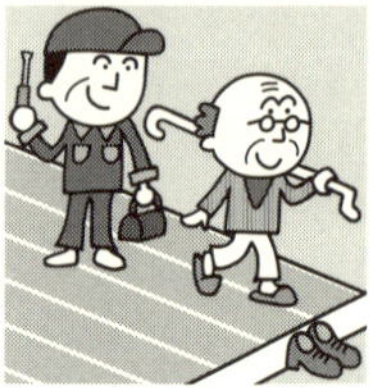

● **介護機器をそろえる**

日常生活用具の給付(貸与)

● **住居の整備**

住宅改修費の助成
高齢者住宅整備資金貸付制度

● **ホームヘルパーの派遣**

①公的ヘルパー
②住民参加型在宅福祉サービス団体によるサービス
③家政婦紹介所による家政婦の派遣
④民間会社の在宅介護サービス
⑤ボランティア団体

● **給食サービス**

● **入浴サービス**

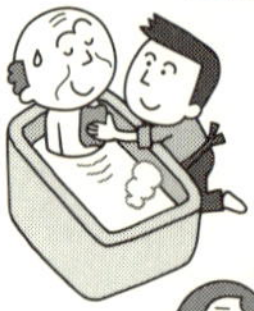

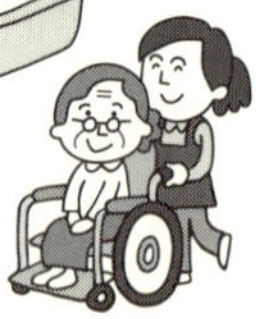

● **ADL の維持・訓練をする場合**

(1)通所によるリハビリテーション
　①デイ・ケアセンター
　②デイサービス
(2)訪問リハビリテーション
　①老人保健法による訪問指導
　②医療機関からの訪問指導

作成する書類も多く、夜遅くまで仕事をしています。

介護のことは医者よりもケアマネジャーに相談したほうが、いろいろと便利なことが分かります。(図4)

介護については次のような相談窓口に相談するのが良いと思います。

■寝たきり、認知症、独り暮らし、高齢者世帯に関する相談機関

(1) 在宅介護支援センター
(2) 市町村の高齢者担当窓口・福祉事務所の高齢者担当窓口
(3) 民生委員
(4) 社会福祉協議会

■医療的な管理や看護・介護上の助言が必要なとき

(1) 保健所
(2) 訪問看護ステーション

（3）医療機関の相談窓口（医療相談室）

■その他の介護に関する相談機関
（1）高齢者社会福祉総合センター（シルバー110番）
（2）精神保健福祉センター
（3）民間のシルバー関連会社
（4）患者・家族会による相談

介護保険制度の問題点とは

介護保険制度をつくった当初は、介護は医療とは別物だということを建前にしていた厚生労働省ですが、財源がなくなると今度は介護を地方自治体に押し付けようとしています。（図5）

介護を希望する患者は市町村の窓口に相談すると、すぐに「かかりつけ医」

図5

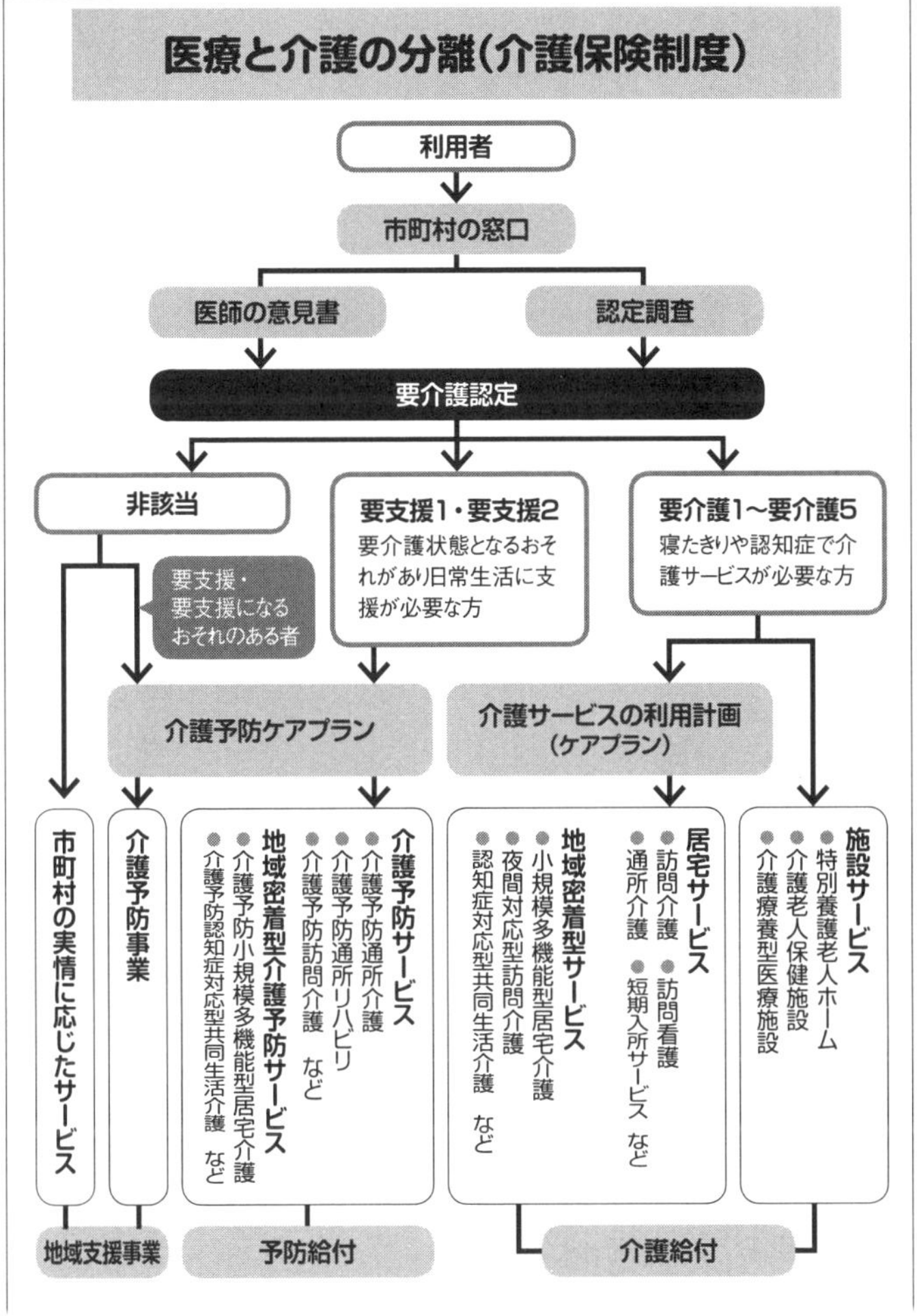

医療と介護の分離（介護保険制度）
利用者
市町村の窓口
医師の意見書
認定調査
要介護認定
非該当
要支援1・要支援2
要介護状態となるおそれがあり日常生活に支援が必要な方
要介護1〜要介護5
寝たきりや認知症で介護サービスが必要な方
要支援・要支援になるおそれのある者
介護予防ケアプラン
介護サービスの利用計画（ケアプラン）
市町村の実情に応じたサービス
介護予防事業
介護予防サービス
●介護予防通所介護
●介護予防通所リハビリ
●介護予防訪問介護　など
地域密着型介護予防サービス
●介護予防小規模多機能型居宅介護
●介護予防認知症対応型共同生活介護　など
居宅サービス
●訪問介護　●訪問看護
●通所介護　●短期入所サービス　など
地域密着型サービス
●小規模多機能型居宅介護
●夜間対応型訪問介護
●認知症対応型共同生活介護　など
施設サービス
●特別養護老人ホーム
●介護老人保健施設
●介護療養型医療施設
地域支援事業
予防給付
介護給付

出典：厚生労働省

に主治医意見書の記載が要請されます。

そこで「かかりつけ医」は患者の状態を主治医意見書の中で報告し、市町村の認定調査の評価とも合わせて介護認定委員会によって介護度が判定されます。介護度はその必要性から要支援1、2、要介護1〜5に分類され、要介護の人は介護サービスの給付が約束されますが、要支援の人については現在介護予防サービスが受けられる仕組みになっています。

しかし、今後は財政難から要支援の人たちの介護サービスは打ち切られるようになると言われています。

医療は検査や治療にかかる費用が多いため、総医療費としてどうしても高額になります。

一方、介護は一回にかかる費用は医療費と比べて少ないかもしれませんが、長期間必要となるため、ある程度の費用がかかることは避けられません。

そこのことを予測していなかったのは、厚生労働省の失策ではないでしょうか？

最初、「介護は儲かる」といって民間の介護事業をたきつけておいて、急速に普及してくると、介護報酬を下げるやり方では、忙しい介護現場で働く人材が育ってきません。

介護報酬をもっと上げるようにするか、外国人労働者が働きやすい状況にするか、いま介護を考える時期に来ています。

また、介護保険財政危機を回避しようとして取り組んでいる小規模多機能型居宅介護事業における要介護者の利用料は、現在は何度利用しても定額制であり、逆に一回の利用でも数万円～数十万円が支払われることになっています。

そのことで無駄も多いという声も聞こえてきます。まだまだ改正すべき課題も残っています。

私の診療所では介護事業を行ったことがありませんので、その点で説明が足りない部分もあるかもしれません。

ただ介護を行っている施設と話してみると、医療と介護の連携において次のような問題点があるということでした。

■介護の現場の声

・ドクターは忙しくて話を聞いてもらえない。
・忙しいだろうと遠慮してしまう。
・主治医意見書が遅れて介護認定がなかなか降りない。
・個人情報だからと詳しく教えてもらえない。
・医療のことはあまりよくわからない。
・利用者が発熱し近くの病院に連れて行くと、ドクターから「かかりつけ医」に行けと追い返された。
・介護保険の点数内で納めてもらえない。

■医療の現場の声

・業者とケアマネジャー間に温度差がある。
・介護事業所やケアマネジャーとの連絡がとれていないので、担当の連絡先を知りたい。

・主治医意見書の結果を知りたい。
・診療情報提供をしても返事が来ないことが多い。
・ケアマネジャーや訪問看護師は訪問後に現状報告をして欲しい。
・用事があるときだけ訪問、照会があるが、それ以外は情報提供がないためすぐに対応する気にならない。
・お互い多忙すぎて余裕がないように思える。

本来なら医療と介護が綿密に連携していないと、介護は行えません。

非常に忙しい両者ですが、今後は「かかりつけ医」が中心となってこの連携を行う必要があるのです。

病院が減り続けている現実

ここで介護のことから、医療に話を戻すことにしましょう。

私の診療所は8床の有床診療所です。ペインクリニック専門医院として20年以上行ってきました。

ペインクリニックというのは直訳すると「痛みの診療所」という意味で、様々な全身の痛みの診断と治療を行う診療科です。

あまりにも専門化・細分化しすぎた現代医療の中で、特定の臓器・疾患に限定せず多角的に診療を行う部門で、外来初診の「症状」のみの患者に迅速かつ適切に「診断」をつけ、治療を行うといった点では、総合診療科に類似しているところがあるかもしれません。

治療が神経ブロックという注射を行うため、開業医としては専門医に分類されますが、3年前に院内に健診センターを併設したため、内科的疾患を診る機

図6

入院ベッド数の減少

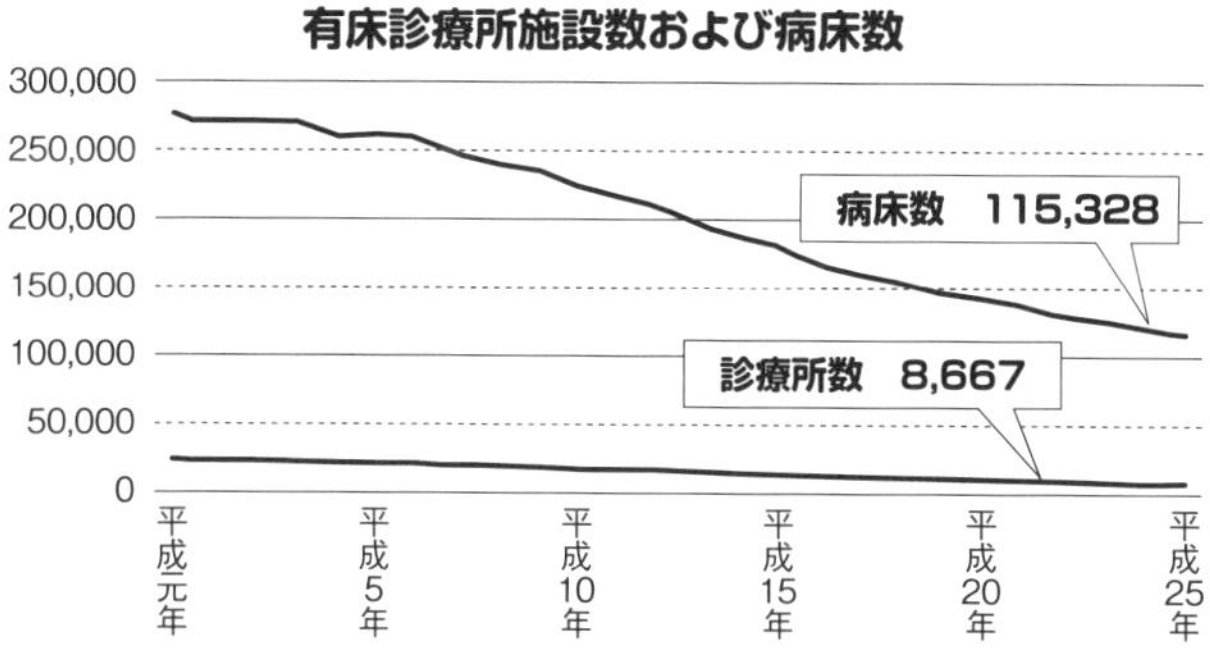

●有床診療所を無床化する傾向はどんどん進行している

出典：厚生労働省

会も増え、徐々に「かかりつけ医」としての仕事も多くなってきています。

また、痛みの患者さんの中にはがん患者もいるわけですから、非常にまれではありますがこれまで往診も行ってきました。有床診療所にしたのは痛みのため通院できない患者さんのことを考えてからの決断でした。

私の施設に限らず有床診療所は経営難と看護師不足のため、無床化する傾向が20年前から続いています。（図6）

しかも2013年に起こった福岡

の整形外科医院の火災により、それに一層拍車がかかるようになってきました。それというのもスプリンクラーの設置が義務付けられただけでなく、今後は1床でもあれば有床診療所は特殊建築物として建築基準法に違反していないか調査義務が求められるようになったからです。

これらの経費や手間を考えると有床診療所を存続させていくことは不可能と思われます。

結局、私は昨年いっぱいで無床化する決心をしました。これを契機にこの本を書き始めましたが、長年、少しでも地域のために貢献できるという自負のもとに、入院患者を受け入れ続けてきたことを考えると、非常に複雑な思いです。

経営が苦しくなったのは有床診療所だけではありません。一般病院や地域医療支援病院や特定機能病院である大学病院までもが各種規制や診療報酬の抑制によってその存続すら危うくなっているのです。中には倒産したりM&Aで名前が変わった病院もあります。

本当に病院が無くなってきている現状があるのです。

このようにして、入院できる施設が確実に減っていることを国民は知っておく必要があります。

海外では入院費が高いため、短期間の入院後は病院近くのホテルに滞在してそこから通院してくる人が多くいると話に聞いていましたが、日本でもあっという間に、このような医療難民を抱える国になってしまったわけです。

これらの現実はまさに、厚生労働省主導のもとに行われている医療費削減政策の副産物ではないでしょうか。

２０１２年には、社会保障制度改革推進法、２０１３年には社会保障プログラム法、２０１４年には医療・介護総合法と健康・医療戦略推進法が成立しました。２０１５年には入院患者の食事代の引き上げ、国民健康保険の都道府県への移管、患者申出療養などの法案が予定されています。

今こそ日本医師会は団結して厚生労働省と対峙しなければ、この医療崩壊の現状を阻止することは不可能と思われます。がんばれ、日本医師会！

第 2 章

在宅医療と最期の看取り

厚生労働省は在宅医療を推し進めている

現在、厚生労働省は在宅医療制度を積極的に推進させています。

人生最期の時を自宅で迎えることの素晴らしさを強調して、在宅医療制度を確立しようとしています。しかしその本性は病院への受診を抑制させ、医療費の削減を目的としていることにあります。

今や日本は世界一の長寿国です。これはまさに日本の医療技術が世界最高水準に達してきたことと、国民皆保険制度があるからこその結果なのです。ところが政府は財政難になると長生きする高齢者に「早く死ね」と言わんばかりに、医療と福祉の制度を変えようとしています。日本もアメリカのように健康保険は個人で加入させられる時代が来るかもしれません。

確かに厚生労働省が主張するように、医療が現代のように普及する前までは日本でも最期を自宅で看取ることが普通に行われていました。

図7 看取りの場の過去・現在・未来

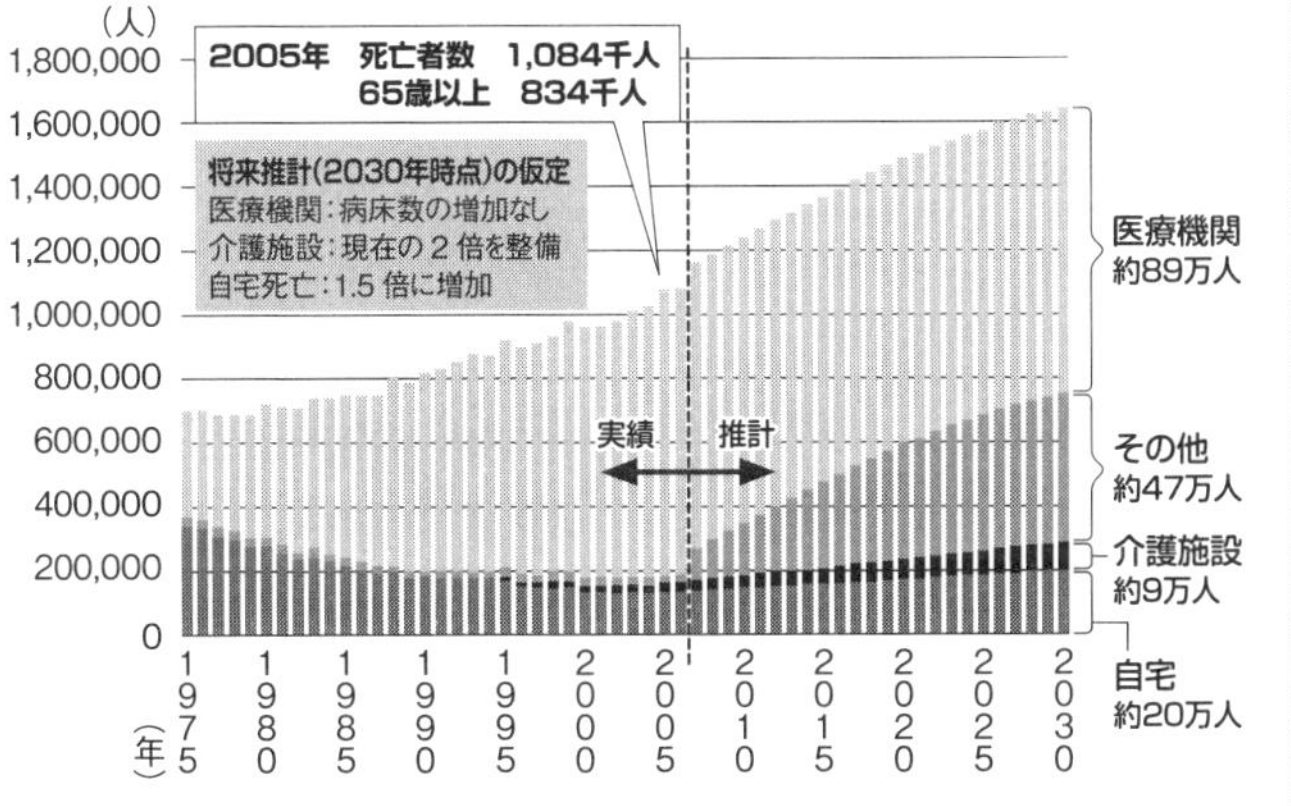

出典：厚生労働省

しかし、国民皆医療制度が確立され、病院が増えて誰でも医者にかかれるようになってから病院で死を迎えることが多くなってきました。

はたしてそれが本当に悪いことでしょうか？　家族の看護（介護）に追われ、仕事もできなくなった場合の経済へのマイナス効果のほうがはるかに大きいと思われます。（図7）

しかしいくら苦情を言っても国が在宅医療へと舵取りを行った以上、厚生労働省が目指す在宅医療について、我々は知っておかなければなりません。（図8）

図8

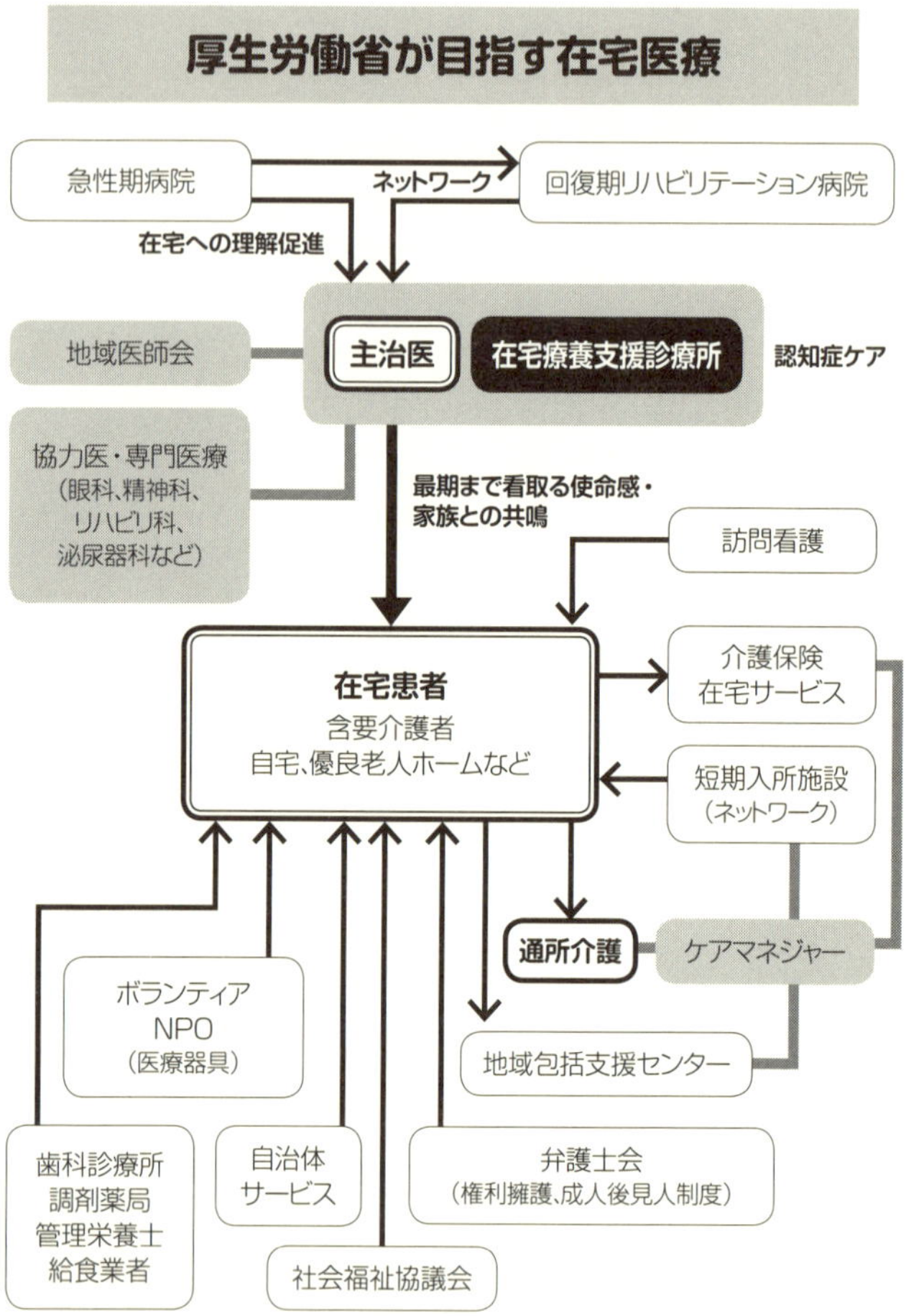

出典：日本医師会雑誌第139巻 特別号（1）

在宅医療ではどんな医療が受けられるのか

在宅医療では、自宅や老人ホームなどで生活する患者のもとに「かかりつけ医」や訪問看護師が訪問して医療行為を行うことになります。

「かかりつけ医」はいろいろな専門医療機関と連携をとって治療にあたり、患者の状態によっては急性期病院への入院の世話、そして退院後はリハビリテーションの斡旋まで幅広く活躍しなければなりません。

また介護が必要な場合には、ケアマネジャーと呼ばれる介護支援専門員とも連絡をとって介護サービスが受けられるように手配します。

在宅医療の患者について特段制限はありません。代表的なものには、悪性腫瘍（がん）、脳疾患（脳梗塞、認知症など）、整形疾患、呼吸器疾患などが挙げられます。

在宅医療で行われる内容には次のものがあります。

■呼吸補助療法―在宅酸素療法、在宅人工呼吸療法、在宅陽圧呼吸療法
■栄養補助療法―在宅中心静脈栄養療法、成分栄養経管栄養法
■排泄補助療法―在宅自己導尿療法や持続導尿や人工肛門の処置など
■在宅注射療法―インスリンや麻薬（モルヒネなど）の注射
■補助腎臓療法―在宅人工透析療法など

この他、歯の病気や予防のために歯科の医者も訪問診療を行っています。歯科の在宅医療では、次のような医療行為が行われているとのことです。

■硬組織疾患（虫歯）
虫歯の治療―金属の詰め物、樹脂の詰め物
歯髄の治療―神経を抜く、根の消毒など
クラウン（金属などの冠）の製作―歯の形がなくなった場合の作成
ブリッジ（欠損した両脇を支台として連続した冠）の製作

抜歯―予後不良の歯を抜く

■軟組織疾患（歯肉、口腔内粘膜、舌）

歯周病の治療―歯肉の処置、歯石の除去

口腔粘膜の治療―口内炎または義歯等による褥瘡の治療、舌の咬傷の治療

■口腔乾燥症に対する処置（保湿など）

■義歯関連

義歯修理―義歯の破損に対しての修理

義歯製作―必要に応じて義歯の新規作成

■口腔ケア（指導も含めて）

全身状態が悪い場合や認知症の場合を除いて、基本的に歯科診療所で行っている治療は全て在宅でも行えます。

歯科でも在宅医療を受ける際には「かかりつけ医」が重要な役割をしています。

実際に訪問診療を行っている歯科医師からは次のような苦情が出ていました。

(1) 訪問で使う歯科の器具は多く、設備投資が必要なのにその点の評価がなく、訪問診療を躊躇する歯科医もいる。

(2) 歯科の往診は時間（20分以上の診療）や人数（1箇所で診察する人数が多くなるのに応じて診療点数が低くなる）による制限があるため必要に応じて診察するのが難しい。

(3) 入院や施設に入所した後で歯科治療を依頼されることがあるが、施設によってはその環境で治療困難な場合もある。全身状態の管理など医療連携が必要と思われる。

このように歯科の在宅医療にも問題は多いようです。

最期の看取り

在宅医療の原点は自宅での看取りですから、医者は患者の最期の世話をしなければなりません。

現在、終末期医療は次のように呼ばれています。

■ターミナルケア（終末期ケア）

主に末期がん患者などに対して行われる、病気そのものの治療を目的としない、痛みをはじめとした身体的、精神的な苦痛の除去を目的とした医療。

■緩和ケア（パリアティブ・ケア）

症状（特にがんによる症状をさす場合が多かった）を和らげることを目標とした医療。近年の医療技術の発達を受け、がん診断初期から積極的治療の一環として治癒に向けての治療と並行して行うべきであるとされている。近年、がん以外の全ての慢性疾患を対象とするようになってきている。

緩和ケアの目的は本来、次のものです。

■痛みやその他の苦痛な症状から解放する
■生命を尊重し、死を自然の過程と認める
■死を早めたり、引き延ばしたりしない
■患者のためにケアの心理的、霊的側面を統合する
■死を迎えるまで患者が人生を積極的に生きてゆけるように支える
■家族が患者の病気や死別後の生活に適応できるように支える
■患者と家族―死別後のカウンセリングを含む―のニーズを満たすためにチームアプローチを適用する
■QOLを高めて、病気の過程に良い影響を与える

■病気の早い段階にも適用する
■延命を目指すそのほかの治療―化学療法、放射線療法―とも結びつく
■臨床的な不快な合併症の理解とその対応の推進に必要な諸研究を含んでいる

（日本ホスピス緩和ケア協会のホームページより引用）

※ＱＯＬとは「人生の質・生活の質」

ホスピスとは

現在、地域医療支援病院や特定機能病院などでは緩和ケア病棟と呼ばれる部門があります。

ここはがんなどの痛みに対する治療、心のケアなどを行う専門分野です。

緩和ケア病棟は以前「ホスピス」と呼ばれていた施設に近いものです。

ホスピスという言葉の意味について百科事典では、次のように記されています。

中世ヨーロッパでは、聖地エルサレムへ向けて巡礼の旅をする者が多く、なかには途中で疲れ、ときには病気となる者もあった。このとき、修道院は、その旅人に一夜の宿と温かい食事を提供した。歴史的にみると、この修道院の働きがホスピスの源泉である。
近代医学でいうホスピスは、1967年、イギリスのロンドンに建てられたセント・クリストファー・ホスピスに始まる。ここでは、おもに末期の患者とその家族に対して、ただ単に身体的苦痛を緩和するだけでなく、精神的にも支え、社会的な問題にもケア（介護）の手を差し伸べた。こうした働きを行う施設が近代的な意味でのホスピスである。

（「日本大百科全書21」より引用）

この説明を読んで、私が高校生だったころに観た、黒澤明監督の「赤ひげ」という映画を思い出しました。
江戸時代に実在した小石川養生所を舞台にした内容で、三船敏郎という役者が主人公の赤ひげ先生を演じていました。

行き場のない病人の治療のためにボランティアとして働く医者と庶民を題材にしたモノクロ映画でしたが、私は行き場のない貧乏人の治療を行う医者の姿に感動しました。それが医者を目指す原点になったかもしれません。

小石川養生所について書籍では次のように解説してあります。


1722年（享保7）江戸小石川の町医者小川笙船の目安箱への建義にもとづき、江戸幕府が小石川薬草園内に設けた施療施設。江戸市内の貧困な病人の救護を目的とした。（中略）収容人数ははじめ40人だったが、23年に100人、29年には150人に増加、江戸庶民の医療に大きな役割をはたした。

（「日本史小辞典」より引用）


病人のなかには、小石川養生所で亡くなった人も多いはずです。このように昔から病院は人間の最期の行き場所だったわけです。

病院でなくてもあえて自宅で看取る必要が本当にあるのかは疑問です。

私は開業前、麻酔医として大学の附属病院や地域医療支援病院の手術室・集中治療室に勤務していましたので、いろいろな患者の生死に関わってきました。麻酔医は麻酔しかしないと思われていますが、呼吸・循環・代謝管理のエキスパートですから、集中治療室では瀕死の患者の管理をする機会も多くありました。

その中で劇的に回復するケースにおいては、医者になった充実感を強く感じた一方で、明らかに脳死状態患者を家族の希望だけで生かし続けていることもあり、医師がどの時点で死を判断するか、その責任の重さを感じることも多く経験しました。

このため最期の看取りを自宅で行うことの必要性もわかります。しかし、しっかりと治療すれば回復するような患者までも病院で診られなくなることに対してはおかしいと言っているのです。

病院では医師・看護師が看取りますが、家ではご家族が中心になって看取ります。

もちろん、可能な限り「かかりつけ医」や訪問看護師が立ち会えるように努力はしますが、自然な死であれば、誰かの都合に合わせるための延命処置は（原則として）行いません。

亡くなった後の処置は、訪問看護師や葬儀会社の方が行います。在宅主治医は24時間以内に死亡診断書を発行します。

緩和ケア病棟は非常に高額ですので、一部の裕福な人でない限りは入れません。

国は福祉の一環としてこのようなホスピスに近い施設を増やしていくべきだと思います。

江戸時代ですら無償で治療を受けられる施設があったのに、近代社会となった平成の今、独立採算制という名目で病院が消えていっています。

昨年、衆議院選挙がありました。政治家は公約では素晴らしいことを話す反面、現実には医療・福祉が切り捨てられているわけです。

国民はもっと声をあげるべきではないでしょうか？

訪問看護の仕組み

在宅医療において、看護師の役割は偉大なものです。

医者がいつも往診することはできませんので、在宅医療では実際には看護師が重要な役割をしています。

訪問看護師は「かかりつけ医」の診療所や病院に勤務する看護師だけでなく、訪問看護ステーションと呼ばれる施設から派遣されることがあります。

医者に代わって医療行為を代行するだけでなく、介護に関わる仕事までも行います。

訪問看護ステーションの設立には次のような基準があります。

訪問看護ステーションの設立

[1] 人員基準

(1) 保健師・看護師・准看護師
保健師・看護師・准看護師を常勤換算で2.5人以上配置すること。

(2) 理学療法士・作業療法士・言語聴覚士
理学療法士・作業療法士・言語聴覚士を必要に応じて配置すること（但し、必須ではありません）。

(3) 常勤管理者
専ら管理の職務に従事する常勤管理者を配置すること（但し、管理上の支障が無い場合は同一事業所内の他の職務、又は同一敷地内の他の事業所の職務との兼務が認められます）。
※管理者は保健師又は看護士でなければなりません。

[2] 設備基準

(1) 事業の運営を行う為に必要な広さを有する専用の事務室（他の事業の事務所と兼ねる場合は専用区画）を有すること。

(2) 事務室と区分けされた面談室を有すること（利用者等のプライバシーが配慮されていること）。

(3) サービス提供に必要な設備・備品が有ること。

[3] 運営基準

(1) 訪問看護計画書（及び報告書）を医師に提出し、医師の指示を受けてサービスを提供していること。

(2) 療養上の目標やサービスの内容などが記載された計画書が作成されていること。

(3) 同居家族に対するサービス提供を行わないこと。

(4) 利用者の病状急変時等における主治医への連絡などの緊急体制が整備されていること。

出典：厚生労働省

在宅医療が一般的になるにつれて、看護ステーションの施設数は少しずつ増加してきています。（図9）

２０２５年、団塊世代が一斉に75歳以上の後期高齢者となります。高齢者の激増に備えるため、在宅看護の役割が期待されていますが、需要に対し供給は少ないのが現状です。

訪問看護の利用者は、約38万６０００人。10年前の23万７０００人と比べ、約15万人も増えています。

その一方で、訪問看護ステーションで働く看護師は、２０１０年で約３万人と横ばい傾向にあり、10年前と比べ約４０００人程度しか増えていません。

看護職員５人未満の訪問看護ステーションが６割を占め、数は２０１１年で５８１５ヵ所と、過去10年で見ても微増に留まっています。

この背景には、訪問看護ステーションの経営難と、訪問看護師の過重労働という問題が大きく影響しています。

５人未満の小中規模のステーションは収入が不安定です。３〜４割が赤字経

図9

看護ステーションの施設数の推移

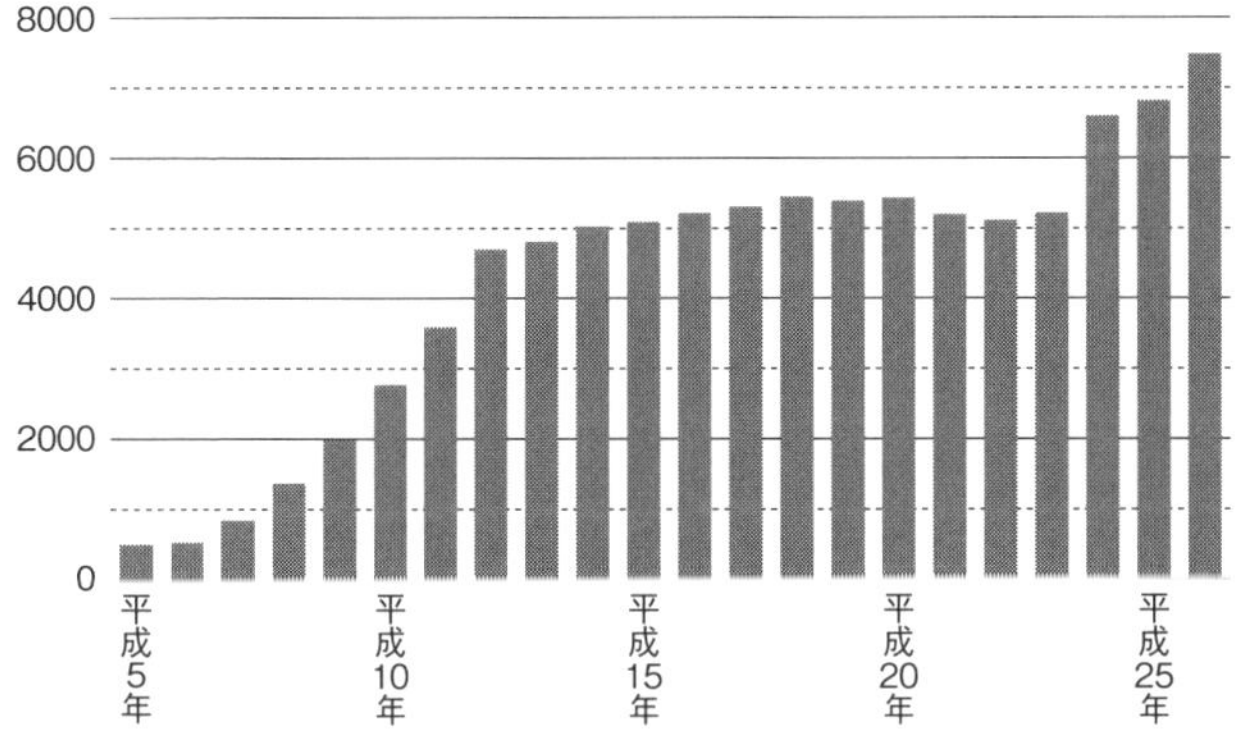

出典：厚生労働省

営と言われ、激務を強いられがちです。

誰かを看取った後ですぐに新規の患者が来ればいいのですが、切れ目ができてしまうと、それもステーションの収入減につながります。

そのため、「少し無理をしてでも〝顧客〟を掴んだほうがいい」となれば、スタッフ数はギリギリでも訪問先を増やそうという経営体質になってきます。

このようにして訪問看護師の仕事はますます激務となってきており、訪問看護師を志望する看護師の不足につながっていきます。

訪問看護という受け皿が整っていないにもかかわらず、国は医療費削減のために、診療報酬を「病院から在宅へ」という流れに転換しています。

たとえば、2012年度の診療報酬では、早期の在宅医療への円滑な移行や地域生活への復帰を促進するための保険点数が加算されました。

一般病棟を中心とする「退院調整加算1」は、入院日から14日以内で340点（1点は10円）、30日以内で150点、31日以上で50点と、退院が早いほど病院の収入増となるため、病院が患者の退院を促す動機付けになります。

また、病院の収入源である入院基本料も在院日数が短いほど高いことから、病院経営を考えれば、「患者を早く退院させたほうが儲かる」ことになるわけです。となれば当然、よほど理念のある病院でない限り、利益を出すために保険点数で患者を診るようになります。

結果、全身チューブだらけの状態でも患者は病院を退院せざるを得なくなり、そうした状態で在宅医療に移っているため、余計に家族の負担が増すことになります。

そして訪問看護も手一杯になり、激務に音を上げた看護師が次々に辞めていくという、悪循環に陥っているのが現実です。

訪問看護は、ある意味で精神的にも辛い部分があります。

寝たきりの独居生活の高齢者も多く、本来なら療養型のベッドがある病院に入院したほうが良いような患者でも、病院によっては月10万〜30万円もかかるため、家計が厳しくて入院できないのです。

かといって、介護施設も「何年待ち」という状態で、やむなく在宅を選ぶ患者もいます。

全国の訪問看護師が耳にするのは、「家族に迷惑をかけたくない。早く死ぬ方法を教えて」という切実な声なのです。

在宅療養支援診療所とは

在宅医療には「かかりつけ医」以外にも訪問看護師、ケアマネジャー、理学療法士など多くのスタッフが関わってきます。そしてその中心になるのが「かかりつけ医」の仕事です。

開業医である「かかりつけ医」は従来から往診を行っていますが、これを訪問診療という言い方で呼ぶようにしました。

そして熱心に訪問診療を行う診療所を在宅療養支援診療所と位置づけ、診療報酬の上で優遇するようにしています。

在宅療養支援診療所にはいくつかの要件があり、24時間連絡のとれる医師がいなければなりません。１人しかいない診療所ではその医師は常に拘束されることになったわけです。

私の診療所もこの在宅療養支援診療所として登録していますが、現状では訪問医療は行っていません。医は仁術という言葉がありますが、いくらなんでも24時間勤務することなど不可能ですし、労働衛生上も許されないことを国は「かかりつけ医」に強いているわけです。

在宅医療支援診療所の要件

- 保健医療機関たる診療所であること
- 当該診療所において、24時間連絡を受ける医師又は看護職員を配置し、その連絡先を文書で患家に提供していること
- 当該診療所において、又は他の保健医療機関の保険医との連携により、当該診療所を中心として、患家の求めに応じて、24時間往診が可能な体制を確保し、往診担当医の氏名、担当日等を文書で患家に提供していること
- 当該診療所において、又は他の保健医療機関、訪問看護ステーション等の看護職員との連携により、患家の求めに応じて、当該診療所の医師の指示に基づき、24時間訪問看護の提供が可能な体制を確保し、訪問看護の担当看護職員の氏名、担当日等を文書で患家に提供していること
- 当該診療所において、又は他の保健医療機関との連携により他の保健医療機関内において、在宅療養患者の緊急入院を受け入れる体制を確保していること
- 医療サービスと介護サービスとの連携を担当する介護支援専門員（ケアマネジャー）等と連携していること
- 当該診療所における在宅看取り数を報告すること等

在宅療養支援診療所の届出状況：13,758件（2012年）

出典：厚生労働省

在宅療養支援診療所と薬の処方

在宅療養支援診療所は薬の処方を行うにあたって、24時間対応できる調剤薬局とも連携していなければなりません。

日本薬剤師会会長山本信夫氏（執筆時は副会長）の「在宅医療における薬剤師の役割と課題」から、ちょっと長くなりますが引用させていただきます。

■薬剤師が在宅医療に参加する意義は

社会的入院から在宅療養への移行の促進（患者ＱＯＬの向上）

・在宅医療サービスの質的向上と要するコストの適切なバランス

・安心・安全な薬物治療を確保↕トータルコスト抑制

・看護・介護職がやむをえず薬に関わっている現状を改善

・多職種の連携と相互の専門性を発揮して適正なサービスの提供

※参考　年間推計値として、飲み残しの潜在的な薬剤費475億円、薬剤師の訪問指導等により改善された金額424億円（潜在的な薬剤費の9割に相当）

～平成19年度老人保健事業推進費等補助金「後期高齢者の服薬における問題と薬剤師の在宅患者訪問薬剤管理指導ならびに居宅療養管理指導の効果に関する調査研究」報告書より～

●在宅を担当する医師の負担軽減

・処方提案・処方設計の支援（剤形、用法、用量、薬剤選択等）
・薬学的管理指導に基づく患者状況の確認とフィードバック
・患者の療養状態に応じた用法・用量の調節や処方変更の提案
・服薬状況（適正使用）、副作用等の確認
・患者からの相談応需と関係職種への連絡等の分担

■在宅医療における薬剤師業務の課題

・薬剤師による在宅訪問業務の医療福祉関係者への周知・理解不足
・在宅訪問業務の応需可能な薬局の情報不足（届出情報と実際の対応可否に乖離）
・在宅訪問業務に対応できる薬局・薬剤師の不足（経験不足、薬局規模、経営上の効率）
・24時間、３６５日体制の構築
・麻薬の供給、無菌調剤が必要な製剤の供給
・医療・衛生材料の供給
・施設の役割と機能に応じた薬剤管理
・医療保険と介護保険のシームレスな連携

課題の解決に向けて…

・多職種との連携・協働の促進

・薬局・薬剤師の在宅訪問業務の応需状況の把握と情報公開
・薬局の役割や機能について、患者や医療福祉関係者への周知
・退院時共同指導や在宅医療移行後のカンファレンス等への薬局・薬剤師の参画
・薬剤師間（病院・薬局間、薬局間）の連携促進
・在宅医療に取り組む薬局・薬剤師のさらなる養成・支援（研修会の開催、手順書作成等）
・必要な薬剤の供給に関わる薬事制度や規制の検討
・医療関係団体間の連携の推進・強化

（「在宅医療における薬剤師の役割と課題」より引用）

厚生労働省は医薬分業の名のもとに、調剤薬局を増やしてきました。これは薬の管理が医者だけでなく薬剤師によってもダブルチェックできる点では非常に良いシステムです。

ただ調剤薬局の薬剤管理料は年々減少させられ、その経営は病院以上に切迫してきており、この上薬剤師を24時間確保しなければならないというような負担に耐えられるか疑問です。

「薬事日報」に「薬局・薬剤師、在宅医療の現状と課題―日本薬剤師会安部好弘常務理事に聞く」という記事が出ていました。

およそ5万4000軒の薬局のうち、在宅患者訪問薬剤管理指導の届け出を行っているのが約4万3000軒で、2012年4月に設けられた「在宅患者調剤加算」の施設基準を届け出ていた薬局は同年7月時点で4319軒だった。今後は、地域の薬剤師会や薬局が地域の在宅医療の供給体制の中で、どれだけ綿密に連携体制の構築に参画できるかが課題になる。

（「薬事日報」より引用）

このようにいろいろな分野においても人材面、設備面、経営面で問題を残し

図10

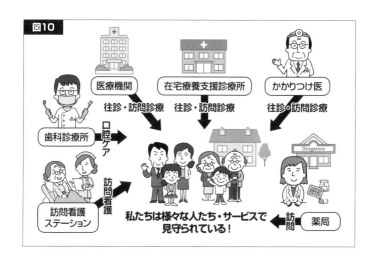

た在宅医療を厚生労働省は普及させようとしています。（図10）

厚生労働省は始めアメをなめさせ、後からはしごを外すやり方で、医療・福祉改革を行ってきました。このやり方にだまされ続けている医者にも腹が立ちますが、結局、今後も在宅医療はどんどん推し進められていくと思われます。

「かかりつけ医」と出会うヒント

在宅医療を行っている「かかりつけ医」を探す方法や注意点については全国在宅療養支援診療所連絡会が次のように提示しています。

（1）患者さんが入院しているとき

1 病院の医療連携室・相談室（医療ソーシャルワーカー）に行く

多くの方は、脳梗塞やがんなどの重い病気で病院に入院し、その後、継続的な自宅療養を希望し、在宅医を探されることが多いと思います。そういう場合の相談窓口を記載してみます。退院してから、在宅医を探すのでは、やや遅いと思います。退院する前に、できる限り早く、相談を始めたいと思います。

病院には、たいてい、「医療連携室」「相談室」という部屋があります。

まずは、そこを訪れることをお勧めします。このような窓口には、通常、「医療ソーシャルワーカー」という専門職が、患者さん、ご家族の相談に応じています。「医療ソーシャルワーカー」は、医療の連携や、医療制度活用の専門家です。

在宅医療を行う医師を、みつけたり、紹介したりすることも、「医療ソーシャルワーカー」の大切な仕事です。ぜひ相談してみてください。

2 地域で探す

退院前に、患者さんの自宅の近辺で、在宅医を探し始める方法もあります。例えば、次のような相談窓口があります。

＊市役所の介護保険担当窓口
＊介護支援事業者（ケアマネジャー）
＊訪問看護ステーション
＊在宅介護支援センター

＊保健所
＊各地の医師会

これらの窓口を訪れ、自宅近隣に在宅医療を行う医師がいるかどうかを聞くことができます。介護支援事業者、訪問看護ステーション、在宅介護支援センターなどは、市町村で配布している「医療・福祉機関リスト」などに必ず掲載されています。

特に、訪問看護ステーションは、在宅医の指示のもとに、様々な患者さんを看護している事業所ですので、「あなたの病状にあった適切な在宅医」を紹介してくれる可能性が高いと思います。

3 インターネットなどで探す

上記のように、病院の窓口や、地域の窓口で探して、在宅医療の医師を見つける方法がもっとも有効な方法です。しかし、下記のような（引用者注：団体の）ホームページにアクセスして在宅医を探す方法もあります。

ホームページなどで探す場合、どうしても、その医療機関に対する真実の情報が分かりにくいということがあります。ホームページで探し当てた医療機関には、必ず事前に相談に訪れることをお勧めします。

㈶在宅医療助成勇美記念財団
末期がんの方の在宅ケアデータベース
日本ホスピス・在宅ケア研究会

4 書籍

次のような書籍も出ています。

＊「在宅ケアをしてくれるお医者さんがわかる本」和田努　同友館
＊「ホスピスケアの選び方ガイドブック」春秋社編集部編　春秋社

(2) 開業医・病院に患者さんが通っているとき

患者さんが、今、開業医院や、病院に通院しているが、次第に障害が重くなり、通院が困難となったとき、在宅医療を求めるという方法があります。

1 開業医院に通院しているとき

実は、一般の開業医の先生で、外来ばかりでなく、往診を行う医師はかなり多いことが分かっています。まず、あなたの先生に相談することをお勧めします。その先生が、通院困難な患者さんに対して、定期的な往診を行ってくれることがあります。とりわけ、もし、あなたが、その先生に10年とか20年の長期にわたってかかっているなら、ぜひ、その先生に続けてかかりたいと思うでしょう。ぜひ、その先生が往診してくれるかどうかを訪ねるとよいと思います。

2 病院に通院しているとき

まずは主治医に相談することをお勧めします。主治医の先生と話しても、なかなか往診は困難かもしれません。その場合、次に、上に述べた、相談室や医療連携室の扉をたたくことをお勧めします。

（中略）

すでに述べてきたように、在宅医療を行ってくれそうな先生が見つかった場合、退院を待たずに相談に行くほうが有利です。ご家族だけが相談に行っても構いません。

もしかすると、患者さんの病気が特殊な病気の場合、その先生は在宅医療でその方を診療することが困難かもしれません。すると、別の先生を探さなくてはならないかもしれません。

仮に、その先生が在宅医療を引き受けてくれる場合でも、「退院までに準備するもの、準備すること」などを、その先生から事前に教えてもらえることも多いのです。その意味でも、ぜひ、可能な限り、退院前に相談に行かれることをお勧めします。

（全国在宅療養支援診療所連絡会のホームページより引用）

第3章

国がすすめる地域包括ケアシステムとは

地域包括ケアシステムとは

今後、国は医療と福祉を地方自治体に移行させて、住まい・医療・予防・生活支援が一体的に提供される地域包括ケアシステムの構築をすすめています。

この裏には日本の少子高齢化の傾向が急速に進展している実態があります。（図11）

厚生労働省のホームページには次のように明示してあります。

図11

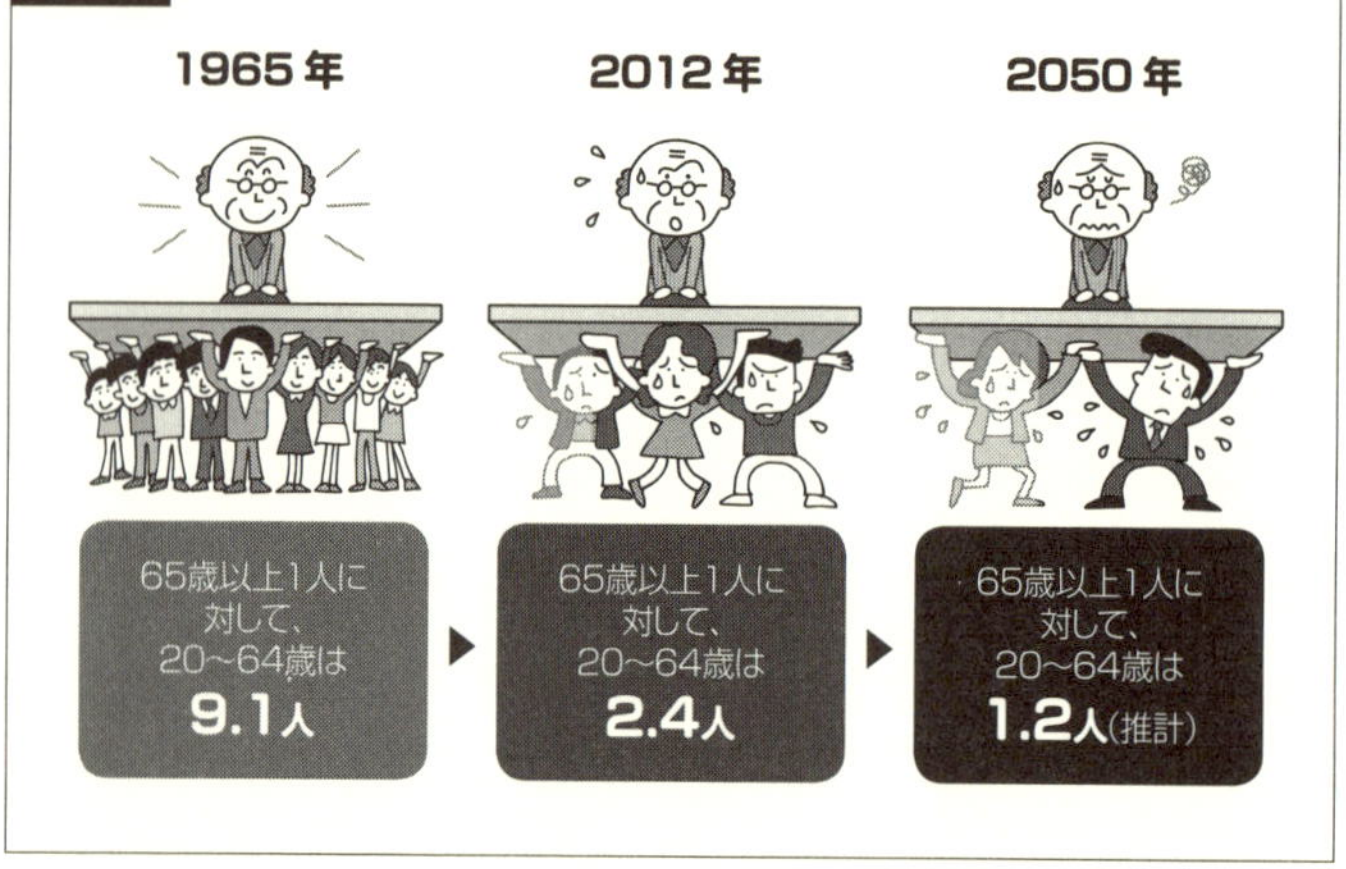

出典：厚生労働省

厚生労働省においては、２０２５年（平成37年）を目途に、高齢者の尊厳の保持と自立生活の支援の目的のもとで、可能な限り住み慣れた地域で、自分らしい暮らしを人生の最後まで続けることができるよう、地域の包括的な支援・サービス提供体制（地域包括ケアシステム）の構築を推進しています。（中略）

団塊の世代が75歳以上となる２０２５年を目途に、重度な要介護状態となっても住み慣れた地域で自分らしい暮らしを人生の最後まで続けることができるよう、住まい・医療・介護・予防・生活支援が一体的に提供される地域包括ケアシステムの構築を実現していきます。（図12）

今後、認知症高齢者の増加が見込まれることから、認知症高齢者の地域での生活を支えるためにも、地域包括ケアシステムの構築が重要です。

人口が横ばいで75歳以上人口が急増する大都市部、75歳以上人口の増加は緩やかだが人口は減少する町村部等、高齢化の進展状況には大きな地域差が生じています。

（厚生労働省のホームページより引用）

図12

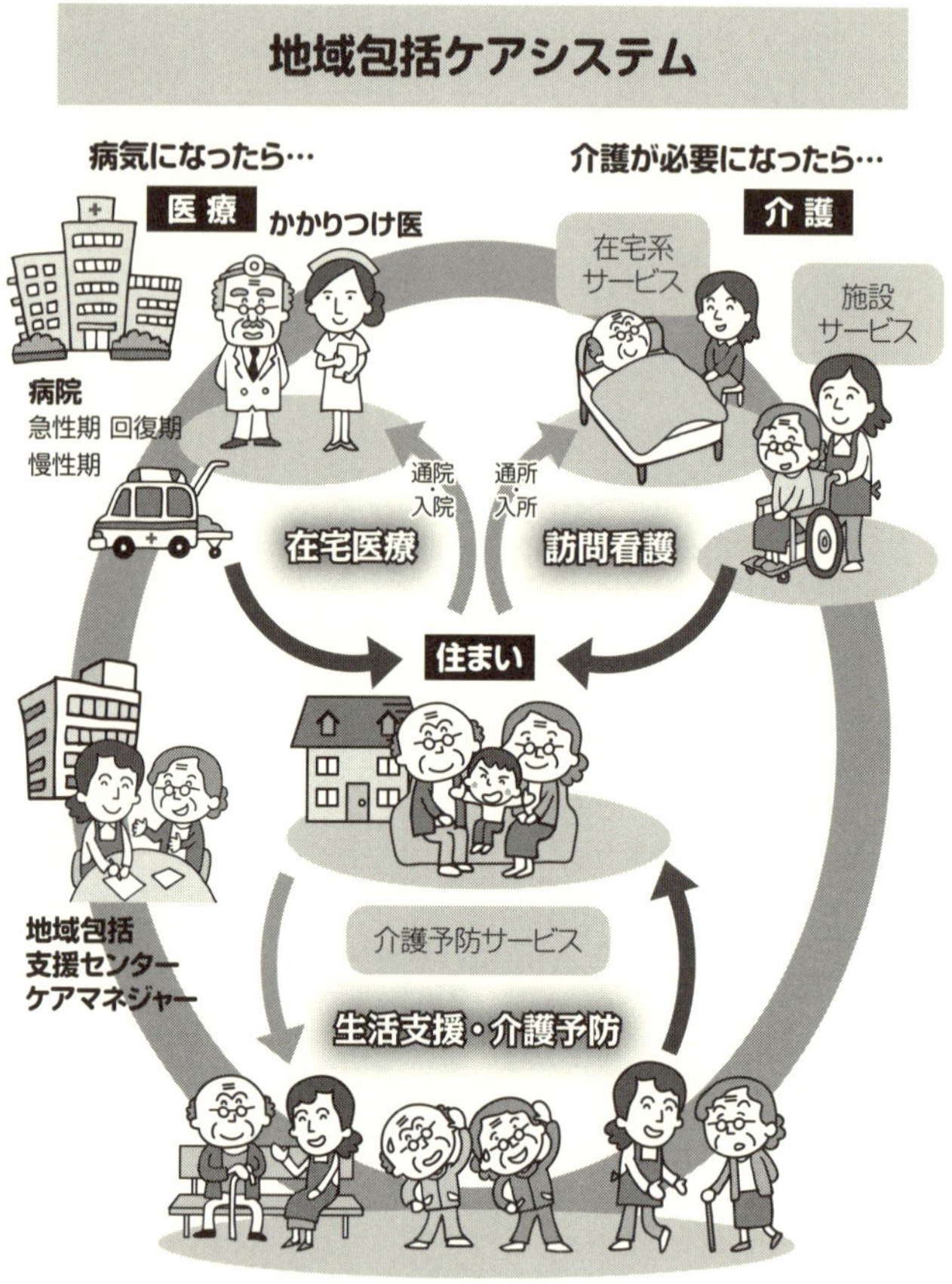

※地域包括ケアシステムは、概ね30分以内に必要なサービスが提供される日常生活領域（具体的には中学校区）を単位として想定

出典：厚生労働省

保険者である市町村や都道府県が、地域の自主性や主体性に基づき地域の特性に応じてこのシステムを作り上げていくことになっています。

この地域包括ケアシステムは地方創生を進める政府方針にのっとったものといえるかもしれませんが、国が明らかに医療福祉を切り捨てて地方に丸投げしたいという意図が見え隠れしています。

実際に市町村では、2025年に向けて、3年ごとの介護保険事業計画の策定・実施を通じて、地域の自主性や主体性に基づき、地域の特性に応じた地域包括ケアシステムを構築していくことになっています。

私は診療所近くの市民センターの顧問医を引き受けていますが、最近確かに健康づくりや暮らしの知恵など、介護予防や生活支援の講義を依頼されることが多くなってきました。

市民センターでは、コミュニティ活動を始めとした保健福祉活動、生涯学習活動、リサイクル活動、防犯・防災活動等、様々な活動が行われています。

これは地方自治体の後押しがあるためで、このことからも地方自治体が地域包括ケアシステムの構築を急いで進めていることがうかがわれます。

北九州市の場合、健康診断を受診してこのような健康づくりの催しに参加すると健康ポイントがもらえ、それを貯めると景品がもらえる制度もあります。日本人はポイントを貯めるのが好きな人種ですので、これによって健康づくりが普及するのならいい考えだと思います。

安倍内閣はこの健康ポイント制度を全国的に制度化することを公約しています。また健診でメタボリック症候群と診断された人が翌年の健診で改善されていた場合、健康保険料を下げる法案も公約しました。徐々に自分の身体は自分で守るという気運が全国的に生まれてきています。

国や厚生労働省の批判ばかりしてきましたが、ひょうたんから駒で、地方の独立行政が進めば、みんなの暮らしと健康を守るようなシステムが早く実現できるかもしれません。

日本では単身の高齢者が増える中、孤独死も問題になっています。その住まいや安全性を考えると老人ホームと呼ばれる生活共同体の施設が増えることも必要かと思われます。

老人ホームの種別

1963年に制定された老人福祉法によって、老人ホームは改称及び体系化が行われました。老人福祉施設と有料老人ホームに大きく区別されます。

まずは老人福祉施設について、厚生労働省のホームページから種別を説明しましょう。

■特別養護老人ホーム

65歳以上の者であって、身体上又は精神上著しい障害があるために常時の介護を必要とし、かつ、居宅においても常時の介護を受けることが困難な高齢者に対して、入所サービスを提供する施設です。要介護者（要介護1以上の方）が対象です。

■老人保健施設

要介護者に対し、在宅復帰を目指して、看護、医学的管理下での介護、機能訓練等の必要な医療、日常生活上の世話を行うことを目的とした施設です。要介護者（要介護1以上の方）が対象です。

■軽費老人ホーム（ケアハウス、A型、B型）

低額な料金で、家庭環境、住宅事情等の理由により居宅において生活することが困難な老人を入所させ、日常生活上必要な便宜を供与する施設です。

軽費老人ホームには、生活相談、入浴サービス、食事サービスの提供を行うとともに、車いすでの生活にも配慮した構造を有する「ケアハウス」を主として、他に食事の提供や日常生活上必要な便宜を供与する「A型」、自炊が原則の「B型」があります。

■養護老人ホーム

65歳以上の者であって、環境上の理由及び経済的理由により居宅での生活が困難な者を入所させ、社会復帰の促進や自立した生活を送ることができるよう必要な指導及び訓練等を行う施設です。

■認知症高齢者グループホーム

認知症の高齢者が、小規模な生活の場（1単位5人～9人の共同居住形態）に居住し、食事の支度、掃除、洗濯等をグループホームの職員と共同で行い、家庭的で落ち着いた雰囲気の中で生活を送ることを目的とするものです。要支援者（要支援2のみ）、要介護者（要介護1以上の方）が対象です。

（厚生労働省のホームページより引用）

老人福祉施設では介護保険サービスを利用でき、居宅型、地域密着型、施設型、居宅介護支援については次ページの表のような公費が使われています。

日本の介護保険サービス給付(2013年)

			円	%
居宅型 3,661億円 (49.2%)	訪問通所 2,880億円 (38.7%)	訪問介護／入浴	789億円	10.7%
		訪問看護／リハ	1,4億円	2.5%
		通所介護／リハ	1,688億円	22.7%
		福祉用具貸与	218億円	2.9%
	短期入所（ショートステイ）		373億円	5.0%
	その他		373億円	4.9%
地域密着型 813億円 (10.9%)	小規模多機能型居宅介護		150億円	2.0%
	認知症グループホーム		482億円	6.5%
	その他		181億円	2.4%
施設型 2,593億円 (34.9%)	介護福祉施設		1,322億円	17.8%
	介護保健施設		1,003億円	13.5%
	介護療養施設		266億円	3.6%
居宅介護支援（ケアマネ）			368億円	5.0%

総額 7,437億円

出典:厚生労働省

次は、有料老人ホームの説明です。

■有料老人ホーム

老人を入居させ、入浴・排せつ・食事の介護、食事の提供、洗濯・掃除等の家事、健康管理を提供することを目的とする施設です。

有料老人ホームには、ホームの職員が介護保険のサービスを提供する「介護付」、ホームは介護サービスを提供せず、入居者が要介護状態となった場合は入居者自らが外部の介護サービス事業者と契約して介護サービスを利用する「住宅型」、ホームは介護サービスを提供せず、介護が必要となった場合には契約を解除して退去する「健康型」があります。

（厚生労働省のホームページより引用）

この説明を読んで利用者は理解できたでしょうか?

実は私も十分理解できていませんが、要するに老人ホームにも様々な種類があって、入居にあたっては年齢や所得などに制限があり、簡単に誰でも入居できるわけではないということです。

老人ホームの理想像は誰でもが、できるだけ低価格で入居できるような施設（昔の養生所）ではないでしょうか？　地方自治体によるもっと現実的な福祉の充実に期待したいものです。

なお近い将来にはＩＴを利用した情報共有システムによって、そこに暮らす住民の健康状態を把握できるようになるかもしれません。（図13）

そうなった場合、孤独死という事態がなくなるかもしれませんし、さらに第2章でとりあげた最期の看取りの場所という意味でも一定の成果が得られるようになるかもしれません。

日本丸の舵取りの方向が決まった今は医療・介護・福祉・住宅など様々な分野が協力して、この地域包括ケアシステムの構築を急ぐべきでしょう。

図13

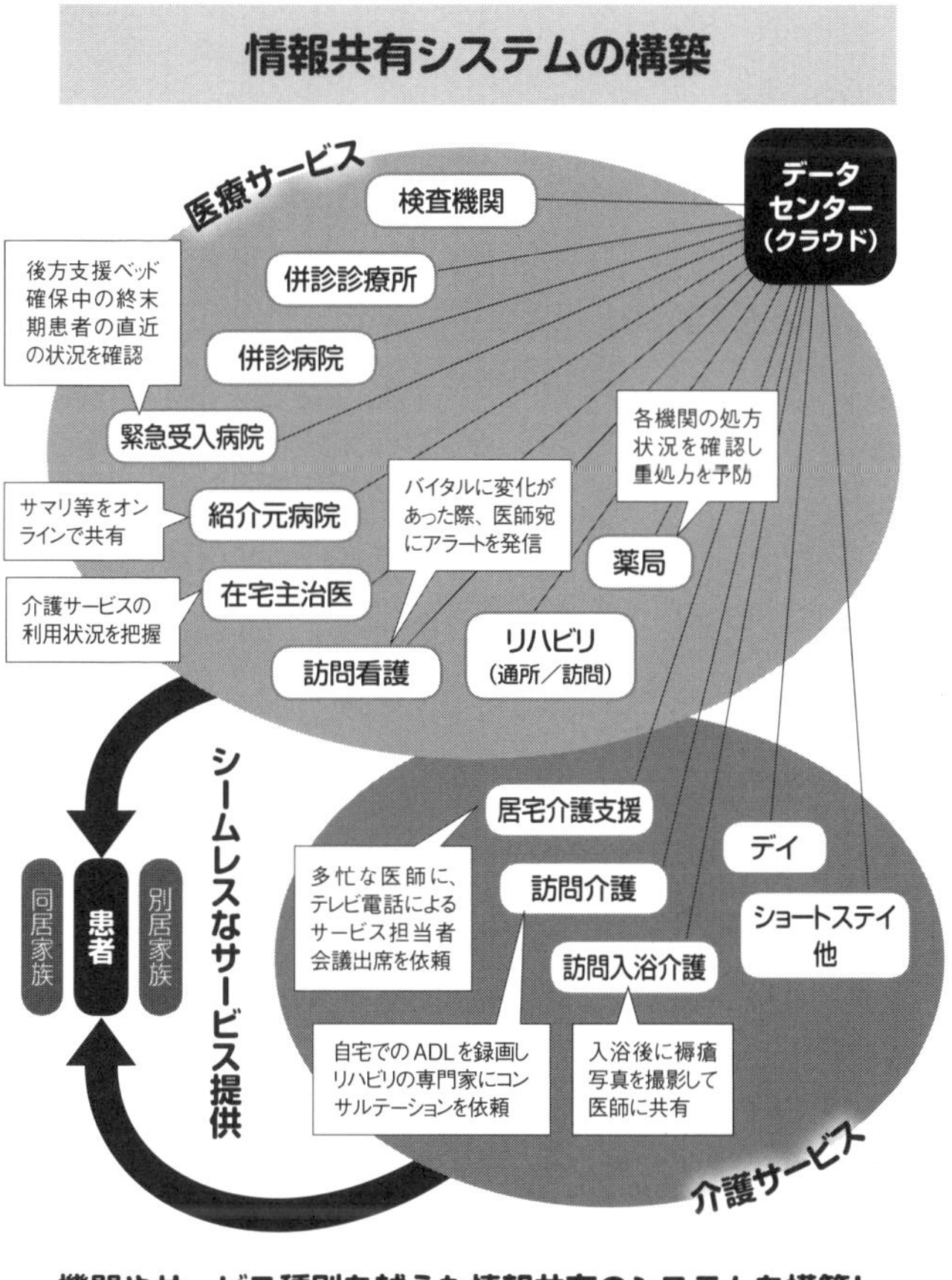

機関やサービス種別を越えた情報共有のシステムを構築し、在宅医療・ケアに関わる多職種チーム形成を容易に

出典：東京大学高齢社会総合研究機構（編）
「地域包括ケアのすすめ」（東京大学出版会・2014）P155

第4章

医者の資格

医者という仕事

何度も言いますが、これからは病院に入院する場合でも、自宅で治療を受ける場合でも、しっかりした「かかりつけ医」を選択しておかないと、大変なことになってしまいます。

患者は自分の身体を守るためには、賢い「かかりつけ医」を選ぶことが必要な時代になってきているのです。

「かかりつけ医」を選ぶ前に、そもそも医者の資格とは何でしょうか?

意外と一般に知られていないことが多いため、まずはそこから説明してみます。

(1) 医者になるためには

医者の資格を取るためには大学の医学部で6年間勉強しなければなりません。そして卒業後に医師国家試験に合格して医師免許証を取る必要があります。

（2）研究医の道

医師免許証を取った後に研究医の道を選ぶ者もいます。生理学、薬理学、解剖学、病理学、法医学などさまざまな基礎医学の分野で研究する医師たちです。

この研究医のお陰で、われわれ臨床医は治療に専念できるといっても過言ではありません。最近、京都大学ＩＰＳ細胞研究所所長で同大学の教授である山中伸弥氏など、再生医療分野ではスポットライトを浴びる医師が増えてきました。これは日本の研究医にとっては非常に喜ばしいことです。

（3）臨床医の道

多くの医者は医師免許取得後、臨床医として実際に患者を治療する道を選びます。まず研修医として専門医のもとで医療に触れ、臨床知識や技術を学ぶことになります。２０００年に改正され、２００４年４月から施行された医師法では「診療に従事しようという医師は、２年以上臨床研修を受けなければならない」となっています。

研修医制度は時代とともに変遷しているため、次の表にまとめておきます。

医師臨床研修制度の変遷

(1) 昭和21年 実地修練制度(いわゆるインターン制度)の創設

国民医療法施行令の一部改正により創設。昭和23年に現在の医師法が制定され、同法に基づく規定となる。

大学医学部卒業後、医師国家試験受験資格を得るための義務として、「卒業後1年以上の診療及び公衆に関する実地修練」を行うこととされた。

(2) 昭和43年 実地修練制度の廃止、臨床研修制度の創設

大学医学部卒業直後に医師国家試験を受験し、医師免許取得後も2年以上の臨床研修を行うように努めるものとするとされた。(努力規定)

(3) 平成16年 新医師臨床研修制度

診療に従事しようとする医師は、2年以上の臨床研修を受けなければならないとされた。(必修化)

(4) 参考

①従来の臨床研修制度

・研修医は、約13,500人(2学年分、対象者数の87%)。その7割が大学病院で、3割が臨床研修病院で研修を実施(平成13年度)。
・研修医の4割程度が、出身大学(医局)関連の単一診療科によるストレート方式による研修を受けていた。
・一方で、幅広い診療能力が身に付けられる総合診療方式(スーパーローテイト)による研修を受けていた研修医は少なかった。

②必修化の背景

・地域医療との接点が少なく、専門の診療科に偏った研修が行われ、「病気を診るが、人は診ない」と評されていた。
・多くの研修医について、処遇が不十分で、アルバイトをせざるを得ず、研修に専念できない状況であった。
・出身大学やその関連病院での研修が中心で、研修内容や研修成果の評価が十分に行われてこなかった。

③研修の必修化

医師の臨床研修の必修化に当たっては、
・医師としての人格を涵養し、
・プライマリ・ケアの基本的な診療能力を修得するとともに、
・アルバイトせずに研修に専念できる環境を整備すること
を基本的な考え方として、制度を構築してきた。

出典:厚生労働省

（4）専門医の道

2年間の臨床研修期間を終えると、それからは外科・内科など各診療科の専門医を目指すことになります。

ときどき認定医、専門医の違いを質問されますが、認定医とは医師会や各専門学会が一定の講習などを受講して単位を習得したものに認定される資格で、専門医は専門学会が行う試験に合格したものに与えられる資格です。

ちなみに医師国家試験資格とは別に、国家試験によって専門医として認められているのは麻酔専門医と脳外科専門医の2つしかありません。

現在も専門医制度は改正されていますが、厚生労働省は2017年から新しい専門医制度を開始することを発表しています。ただその移行には問題も多く、まだまだ検討中というのが実状です。しかし専門医の質の一層の向上（良質な医療の提供）と医療提供体制の改善の意味から必要なことかもしれません。

医療の細分化によって専門医の分類とは別に、産業医をはじめとして「かかりつけ医」など様々な認定医制度も確立してきました。今後開業医はますます研修会などで勉強しなければならなくなっています。

医者はその使命から一生勉学に追われることは当然の宿命と思われます。

（5）医学博士への道

よく医者と医学博士の違いを尋ねられることがあります。

「医者」とは医学部を卒業した者が医師国家試験に合格して医師になった者を指す俗称です。

日本で取得できる学位の表記は平成3年7月から変更されています。平成3年までに医学部を卒業した人は医学士ですが、平成4年以降に医学部を卒業した人は学士（医学）です。私は昭和52年卒業ですから、私の医師免許証には医学士と書いてあります。同様に博士号の表記も従来の文学博士・工学博士などが博士（文学）・博士（工学）などに改められています。

医学博士には大学院博士課程に進学したものが博士論文を大学に提出し、審査に合格して博士（医学）を取得する課程博士（甲）と、大学院に進学しないで博士論文を大学に提出し、審査に合格して博士（医学）を取得する論文博士（乙）とがあります。

どちらの博士号も医学部を卒業していなくても取得できます。ただし、非医学部出身者が占める割合はとても少ないのが現状です。

最近は大学院で博士号を修得するのが一般的になっていますが、授業料のことなどを考えると働きながら博士論文を書くことが以前は一般的でした。ちなみに私の博士号も論文博士（乙）です。

昔、「末は博士か、大臣か」という言葉がありました。以前は大学も医学部も現在のように多くなかったため医者自体に希少価値があり、医者＝医学博士という概念があったためそのように言われていたものと思います。

余談ですが、私の父は会社員、母は理容師であり、家系の中にも医者はいませんので、私は小さい頃から特に医学博士になることを期待され、そしてそれに応えたい気持ちから医学博士を目指しました。

その一方で医学博士にかかわらず、博士の学位取得に関する有名な謎かけがあります。それは、「博士の学位とかけて、足の裏についた米粒と解く。その心は、取っても食えないし、取らないと気持ちが悪い」というものです。

研究医は減っている

研究医の道を進むなら、医学博士の資格は必須なものとなります。研究医は臨床医に比べて収入面でも注目度でも恵まれた境遇にないことからどうしても研究医が増えてこない傾向にありますが、前にも述べたように研究医がいるからこそ臨床医が患者の治療にあたれるわけです。

「日経メディカル」には次のような記事がありました。

医学系大学院への進学状況はどう変化しているのだろうか。「基礎医学の研究室に入る医師は元々少なかったが、教員および大学院進学者に占める医師の割合は近年さらに減っている」。国立大学医学部長会議で「研究推進・大学院教育に関する小委員会」委員長を務める有田順氏（山梨大医学部長）は、まず基礎研究の現状をこう語る。

国立大医学部を対象にした同小委の調査では、基礎医学系の博士課程への進学者の中に医師が占める割合は１９９０年が７割程度。旧文部省の施策による大学院の定員増もあり、その比率は２０００年に45％、08年には25％程度と、減少の一途をたどっている。

（「日経メディカル」より引用）

実際に後輩である若手医師に聞いてみると、今は博士号よりも専門医の資格の方を取ることが大事だと言います。今どきの医者の風潮を示すアンケートが同じく「日経メディカル」にありました。

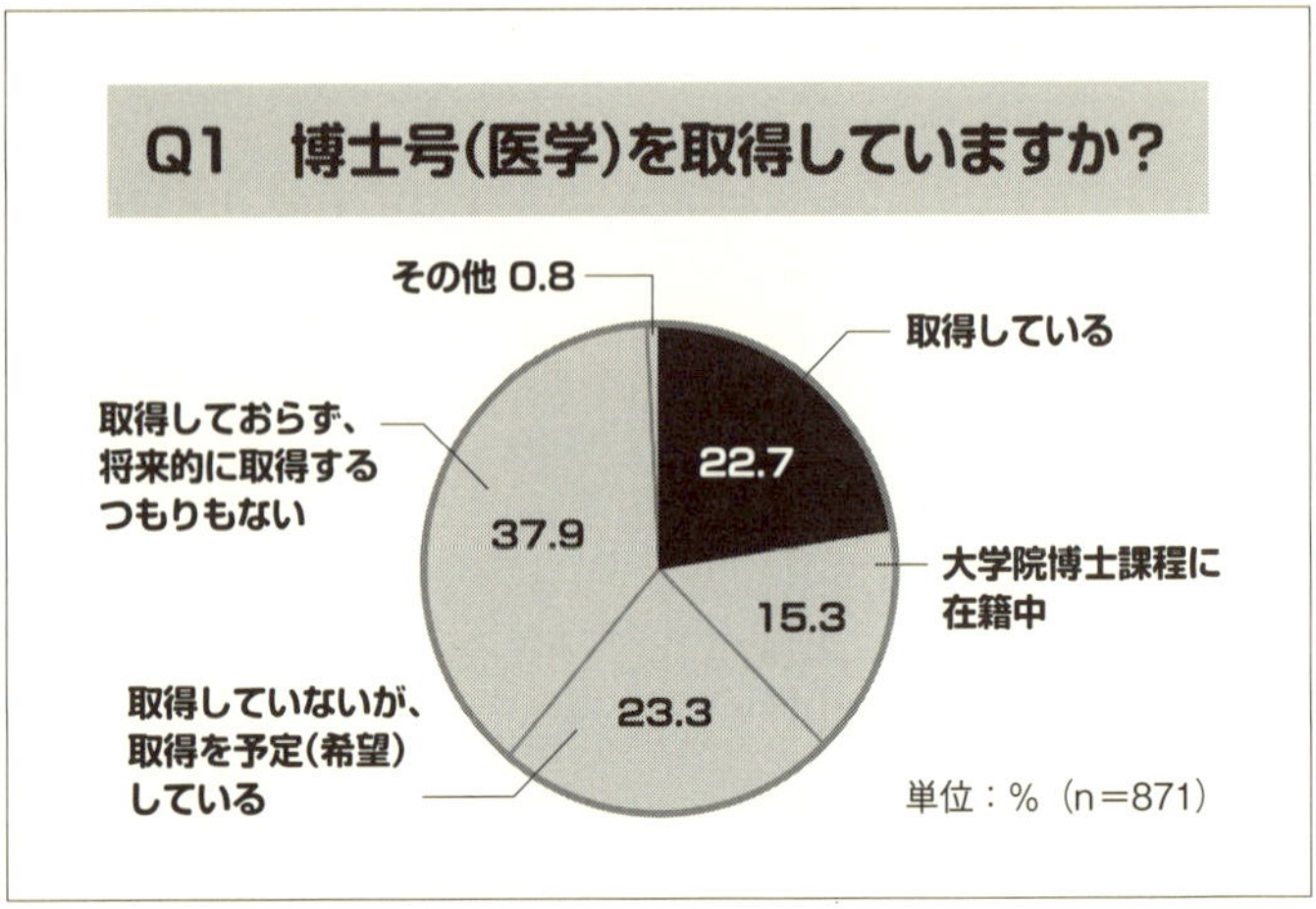

出典：日経メディカル

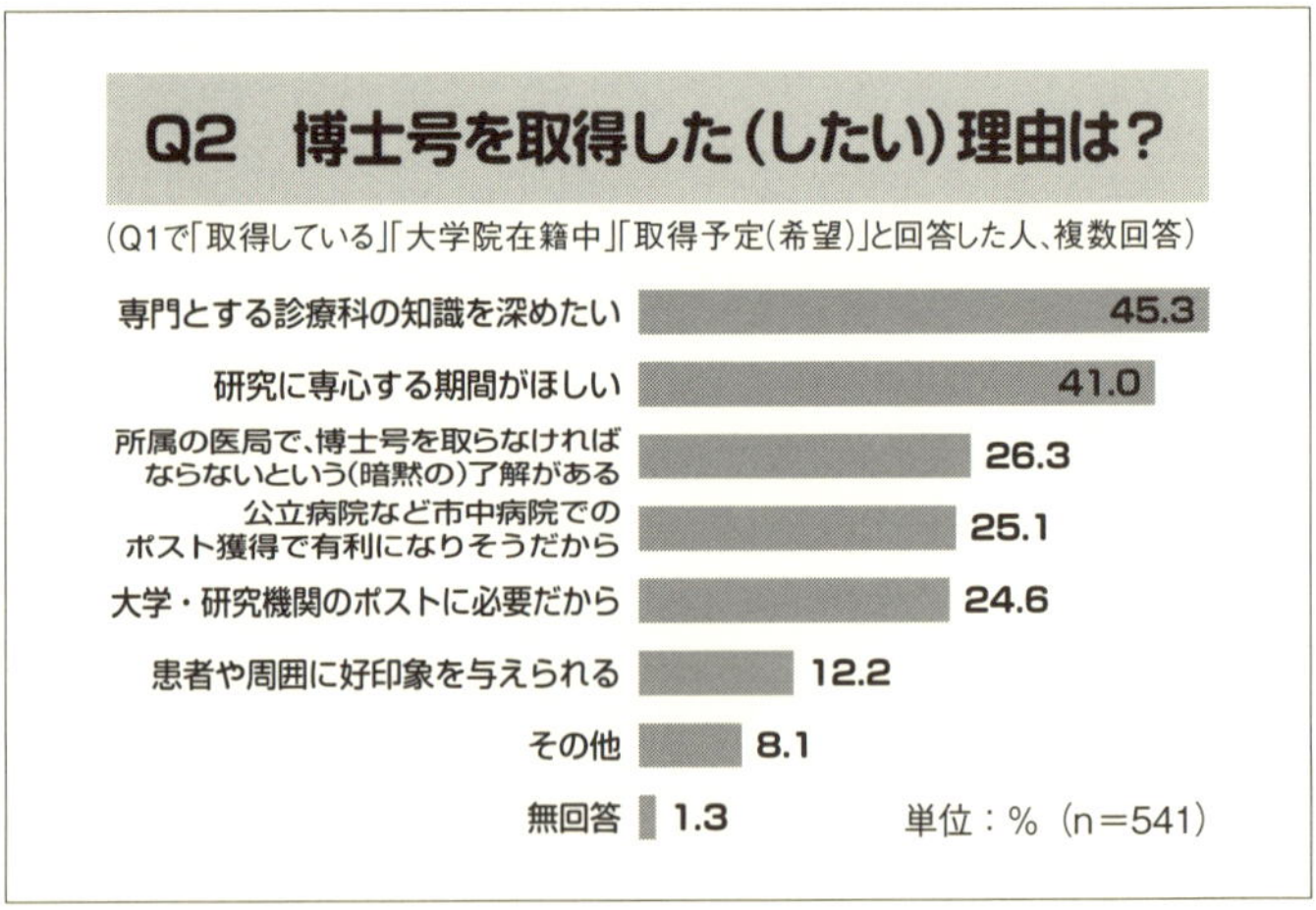

出典：日経メディカル

Q3　博士号と専門医、どちらを重視？

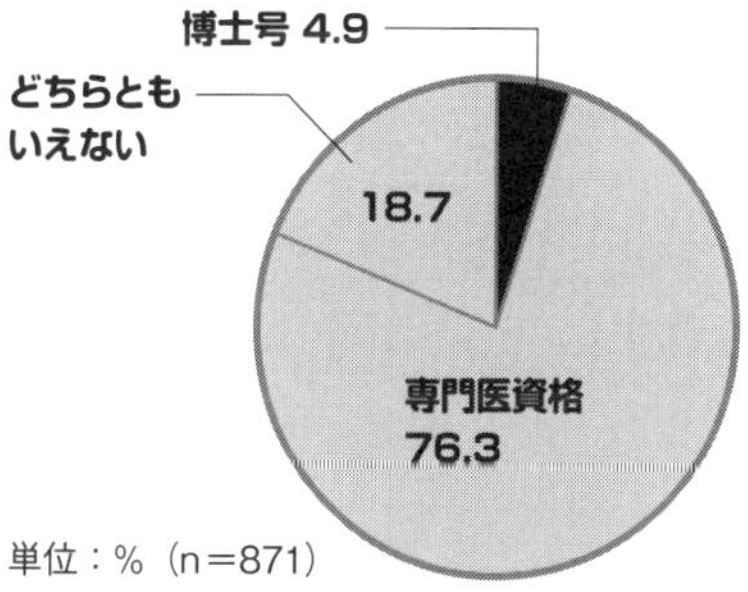

調査概要

Cadetto.jpに登録している若手医師・医学生を対象にWebアンケートを実施。調査期間は2011年8月5日～19日。有効回答1,000件のうち、医師からの回答871件について分析した。回答者の性別は男性73.4%、女性26.6%。勤務先は市中病院50.6%、大学病院33.6%、専門病院5.6%、診療所など7.2%。

出典：日経メディカル

このように基礎医学だけでなく臨床医学においても博士号の取得者が減少している背景には、２００４年からスタートした新臨床研修医制度の影響があります。

医者になったら大学の医局に入局して臨床研修を積み、医学博士を目指すことが正当な道でした。

しかし新臨床研修医制度が始まってからは、大学の医局に在籍する医者が激減してきています。これは研修医が研修施設を自由に選択できるようになったからです。

少しでも給与が高く、規制なく自

由に研修できるという理由のため、大学の医局に在籍する研修医が少なくなってきていることは自然の摂理かもしれません。

私にも今春に後期研修医課程を修了する息子がいます。これから専門医として羽ばたいていくことになりますが、都会の地域医療支援病院での勤務は魅力的で、収入も多いため息子に大学の医局に所属するのか尋ねてもまだ決めていない様子です。私のように借金だらけの開業医の後を継ぐ気は全くないということですが、せめて知識を深める意味でも大学に戻ってほしいものです。

大学の医局制度に問題がなかったかというと確かにそうでもないところはありましたが、大学の医局があったからこそ、その指示で離島や辺境地の医療にあたる医者が確保できていたことは事実です。

「医者が足りない」とよく言われますが、私が研修医だった頃に比べ現在の医学部の数は倍以上に増え、毎年医者になる人間の数も倍増しています。

本当に医者が足りないのではなく、辛い仕事をする医者が足りないのではないでしょうか？

名医とよばれる人たち

最近はマスコミに医者が出てくることも多くなり、名医とよばれる医者が注目されるようになっています。確かに技術的に優れた才能をもつ医者は重宝されるべきとは思いますが、医者の技量の中で技術は半分、残りの半分は医学的知見ではないでしょうか？

そして何より大切なものは正しい知識と判断で治療法を選択することだと私は考えます。

名医とは逆の意味でヤブ医者という言葉があります。私はどちらかと言えばこのヤブ医者の方だと思われますが、もともとヤブ医者は「風邪のようなたいしたことのない病気を、ヤブをつついたように大騒ぎする」という意味から由来しているそうです。

日本の医療崩壊が迫っている今こそ、その危険性を大騒ぎして警告するような医者が必要だと考えています。

医療は諸刃の剣のようなものです。使い方によっては病気を治すことができる一方、副作用や合併症によって患者を苦しめることにもなります。

リスクの高い仕事をしてきた麻酔専門医の私であるからこそ、今後もこのことを肝に銘じて医療に携わっていきたいと思います。

第5章

賢い「かかりつけ医」の選び方

「かかりつけ医」を選ぶ4つのポイント

「かかりつけ医」は診療所や一般病院に勤務する医者なら、原則どのような診療科目の医者でも良いと思います。

ただどんな病気に対しても一定の知識を持っている医者であること、そして必要なときには症状に応じてふさわしい医師や医療機関を紹介してくれることが大切です。

「かかりつけ医」として望ましい医者の条件として、患者や家族に誠実な医者であること、次に他の病院や専門医としっかりとしたネットワークをもった医者であること、そして常に幅広い最新の医学的知見をもった医者であることなどが挙げられます。

実際に診療を受けた場合に、「かかりつけ医」を選ぶ際に参考となるポイントは次のことです。

（1）まず、自分の症状と病歴を医者に正しく伝えることです。医者はその情報をもとに適切な検査と治療方針を決めてくれます。

（2）次に、医者に病気のことをくわしく聞くことです。医者の医学的知識を判断できます。

（3）さらに、治療法について説明してもらうことです。医者の技量を判断できます。

（4）最後に、治療の必要性と副作用・合併症について医者の意見を聞くことです。そうすれば納得した上で、治療が受けられます。

医者にとっては少しプライドが傷つくことかもしれませんが、説明を受けた治療法以外の治療や他の病院での治療について聞いてみることもいいかもしれません。

これによって医者の見識が最新のものであるかを判断でき、またネットワークがあることを確かめられます。できれば他の病院でのセカンドオピニオンを参考にすることもいいかもしれません。

総合診療科とは

いずれにせよ、ためらわずに医者とコミュニケーションをもつことが賢い医者の選び方なのです。

そして最後に、最も大切なことはいつまでも患者を抱え込まずに、いざという時にすぐに専門医に紹介してくれる医者を選ぶことが大切です。

医者には多かれ少なかれ得意とする分野とそうでない分野があります。できる限り、総合診療医として治療を行ってそれでも改善しない場合は、早期に専門医へと紹介してくれる医者は、それだけ最新医療を学んでいることになります。

最近では大学病院などに総合診療科という診療部門があります。これはあまりにも専門化・細分化しすぎた現代医療の中で、特定の臓器・疾患に限定せず多角的に診療を行う部門で、外来初診の「症状」のみの患者に迅速かつ適切に「診断」をつける科です。

「かかりつけ医」は身近にいて「いつでも、どこでも、誰にでも適切な医療を提供する」ことも条件となりますので、開業医が「かかりつけ医」になることがほとんどです。

しかし、総合診療医が開業してくる時代が近い将来やって来るかもしれません。

もともと開業医に限らずあらゆる医療機関において、医療機器の購入費・維持費が非常に高いという問題があります。

このため病院は経営上、それを維持していくためにも処置や検査の費用が高くなっている傾向があります。

医療費増大を抑えるために厚生労働省は、今後新たに開業する施設では高額な医療機器の導入を制限させて、現在所有している施設のものを共同利用させるシステムを創ることが急務と思われます。

特に、基本的に総合診療や在宅医療を行う「かかりつけ医」の場合には、検査を専門病院（診療所）に依頼することにより、医療機械は最低限のものをそろえればいいことになります。

これによって「かかりつけ医」の診療報酬を定額制に抑えることも可能となり、厚生労働省の立場からしてもむだな医療費増大を抑える対策となるのではないでしょうか？

第6章

統合医療(ホリスティック医療)と生活習慣病の予防

統合医療・代替医療とは

日本では医学は現在、西洋医学が主流となっています。

しかし最近、統合医療という言葉が聞かれるようになってきました。

統合医療とは、西洋医学による医療と代替医療をあわせ患者を治療することです。

もともと日本には古来より東洋医学という分野がありますが、中国やインドなど世界の多くの国で伝統医学が受け継がれてきています。

実際に全世界で西洋医学が行われているのはわずか20〜35％しかないという報告もあります。伝統医学に用手療法、食事療法、健康補助食品、温泉・磁気・オゾン療法、心身相関、自然薬などを合わせて補完代替療法と呼びます。（図14）

日本補完代替医療学会では代替療法のことを次のように説明しています。と

図14

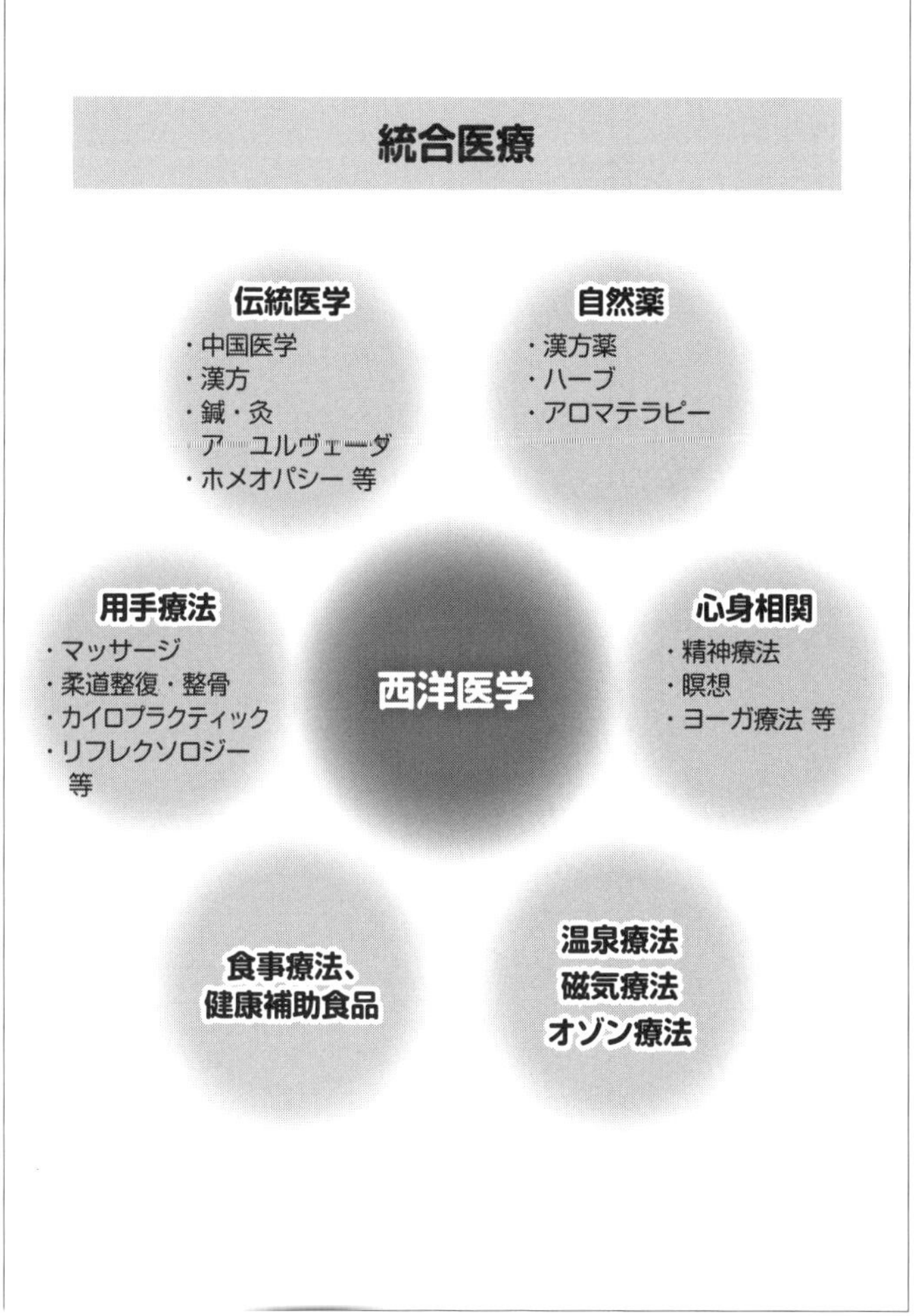
統合医療
伝統医学
・中国医学
・漢方
・鍼・灸
・アーユルヴェーダ
・ホメオパシー 等
自然薬
・漢方薬
・ハーブ
・アロマテラピー
用手療法
・マッサージ
・柔道整復・整骨
・カイロプラクティック
・リフレクソロジー 等
西洋医学
心身相関
・精神療法
・瞑想
・ヨーガ療法 等
食事療法、健康補助食品
温泉療法
磁気療法
オゾン療法

てもわかりやすいので、紹介したいと思います。

代替医療の範囲は広く、世界の伝統医学・民間療法はもちろん、保険適用外の新治療法をも含んでいます。さて、人口比率からみると現代西洋医学の恩恵に預《ママ》かっている人達は意外に少なく、国連世界保健機関（ＷＨＯ）は世界の健康管理業務の65から80％を〝伝統的医療〟と分類しています。つまり、これら伝統的医療が西洋社会において用いられた場合は代替医療の範疇に含まれることになるわけです。代替医療とは具体的には、中国医学（中薬療法、鍼灸、指圧、気功）、インド医学、免疫療法（リンパ球療法など）、薬効食品・健康食品（抗酸化食品群、免疫賦活食品、各種予防・補助食品など）、ハーブ療法、アロマセラピー、ビタミン療法、食事療法、精神・心理療法、温泉療法、酸素療法、等々すべてが代替医療に包含されています。確かに、これらの中には、非科学的であり西洋医学を実践する医師にとっては受け入れ難い内容のものもありますが、作用機構や有効性が科学的に証明されているものが急増しているのも事実です。国立図書館医療目録データベース（ＭＥＤＬＩＮＥ）において〝代替療法〟の名での引用は、1966年以来、年12%の割合で増加しており、在来医療の文献の増加率の約二倍であることがそれを裏づけています。（中略）

我が国には残念ながら代替医療に取り組む政府機関がなく、この分野では欧米に比し遅れていると見る向きもあります。しかし、実は代替医療を最もよく実践している国が日本だと考えられます。日本では古来より中国薬用植物療法を取り入れ〝漢方薬〟として使用してきた歴史があり、また世界的に見ても漢方薬を保険薬と認めている数少ない国の一つです。また、鍼灸、柔道整復などの東洋医学も保険適用となっており、多くの患者が日常的に利用しています。

（日本補完代替医療学会ホームページより引用）

医療費削減の目的で漢方薬もビタミン剤などのサプリメントと同様に保険適応外にしようとする考えもあるようです。

そうなった場合、患者の負担は非常に大きなものとなります。断固として医師会は反対しなければなりません。

統合医療と厚生労働省

統合医療は、西洋医学に代替医療を加えることによって、病気の早期発見や予防、根治、健康維持の増進などを目指しています。医療費の削減効果が期待されるため、厚生労働省も統合医療を奨めてきた歴史があります。

日本では西洋医学による医療は、通常、健康保険でまかなわれます。しかし、代替医療のほとんどは健康保険が適用されません。

統合医療は西洋医学と代替医療を併用するため、保険診療と自由診療、いわゆる保険外診療を組み合わせた混合診療となります。

ですが、混合診療は禁止されているために、自由診療が含まれる診療は全額が保険扱いにはなりません。

この問題が契機となり、2010年に厚生労働省は、統合医療への保険適用を視野に、統合医療プロジェクトチームを発足させました。

プロジェクトチームはアメリカ国立衛生研究所のジャンル分けを参考に、中国医学やアーユルヴェーダ、気功、断食療法、瞑想、磁気療法、オゾン療法といった、統合医療の実態把握をはじめました。

しかし現在のような財政難の状態では、統合医療が保険適応になる可能性はほとんどないと思われます。

厚生労働省の指導のもと医療と福祉が変わっていくなか、やはり自分の身体は自分で守らなければなりません。

このため病気にかかりにくい体質となるよう、日頃から注意することが必要です。

生活習慣病の予防

予防医学ではワクチン摂取が一般的になり、一方で生活習慣病の予防が叫ばれるようになってきています。

私の診療所も予防医学に取り組む目的で3年前から健診部門を併設し、健康診断と保健指導を行うようにしました。

ふだんの生活習慣が病気の発症や進行に深く関わっていることがわかってきました。

高血圧・糖尿病・脂質異常症・肥満がその代表的なもので「死の四重奏」と呼ばれています。

これらの病気は症状がほとんどないまま、身体の中で動脈硬化が進行し、ある日突然、心筋梗塞や脳梗塞を発症して取り返しのつかない事態になるからです。

生活習慣病を予防するためには次の4つのことがあります。

（1）食生活に注意する

糖尿病ではしばしば食事療法が行われることがありますが、日頃から食生活に気をつけることは大切です。

肥満している人で「私はたいして食べていない」と言う人は少なくありません。しかしこういう人たちに食事日記をつけてもらうと、たいてい必要以上のエネルギーをとっています。まずは標準体重と活動量から必要なエネルギーを計算して、１日の適正なエネルギー量を知ることが大事です。

食事ではエネルギーだけではなくて、栄養バランスも重要です。ただ自分がよく食べるものに含まれているエネルギー量は知っておくと便利です。

エネルギーをとりすぎる人でよくあるのは、食べる量が多すぎるタイプと間食やお酒のエネルギーを計算に入れていないタイプのふたつです。

また早喰いも食べる量が多くなる要因のひとつです。

中高年になって太り出した人のなかには、太っていなかった若い頃と同じ量

1日に必要なエネルギー(kcal)
=
標準体重(kg)×標準体重1kg当たりに必要なエネルギー

活動別・標準体重1kg当たりの1日に必要なエネルギー

軽労作(デスクワークが主な人、主婦など)	25〜30kcal
普通の労作(立仕事の多い職業)	30〜35kcal
重い労作(力仕事の多い職業)	35kcal 〜

出典:日本糖尿病学会編 糖尿病治療ガイド2008-2009

を食べている人がいます。年齢とともに基礎代謝量は減ってきますから、若い頃と同じように食べていたら、食べすぎです。

最近、糖尿病専門医の中では糖質ダイエットが注目されるようになっており、牧田善二医学博士が監修した書籍では次のように説明しています。

糖質の多い食事を摂ると、血糖値が急上昇します。（中略）

血糖値が急上昇すると、すい臓から血糖値を下げるホルモン、インスリンが分泌され、血液中のブドウ糖を肝臓や筋肉に取り込みます。そして余分なブドウ糖はどんどん脂肪細胞に中性脂肪として蓄えられるため、結果、太ってしまうのです。

これまでダイエットの常識はカロリー制限が主流でしたが、カロリーよりもとにかく糖質を減らすことが大切。太る最大の原因が糖質を摂ることによる血糖値の上昇ということになれば、糖質を多く含む炭水化物を制限することがダイエット成功のカギともいえます。主食であるごはんや麺類をなるべく減らして、血糖値を上げない食事を心がけましょう。

（「一生健康！　糖質オフ！　が分かる本」より引用）

この理論は三大栄養素と言われる炭水化物、糖質、タンパク質を、バランスよく摂ることが必要とされてきた従来の考え方と、まったく異なるものです。

炭水化物には糖質と食物繊維の2つの要素が含まれており、糖質は効率のよいエネルギー源であり、脳にとっても重要なエネルギーとなるため、炭水化物は最低限摂らなければならない栄養素です。
しかし、確かにタンパク質や脂質からもブドウ糖をつくることができるため、炭水化物に偏りがちな日本人にとって、糖質オフの食事はダイエット食として効果的かもしれません。先ほどの書籍から引き続き引用します。

太る原因は、脂質ではなく糖質です。糖質の低い肉や魚、卵はたっぷり食べられます。
一般的に油料理は、ダイエット中はタブーと考えられています。たとえば、とんかつや唐揚げなどの揚げ物や、脂身のおいしい霜降り肉のステーキやハンバーグ、バターをたっぷり使ったオムレツなど。これらは確かにカロリーは高いのですが、糖質量は低いので、糖質オフとしてはまったく問題なし。どんどん食べて大丈夫なのです。

（「一生健康！　糖質オフ！が分かる本」より引用）

これなら無理なくダイエットできるかもしれません。私も糖質オフの食事療法を実践してみることにしましょう。

(2) 運動する

運動することは肥満防止には非常に有効です。

肥満というのはふつう、からだが太っているという意味ですが、医学的に「肥満」という言葉を使うときには、脂肪が一定以上に多くなった状態のことをいいます。

人体はさまざまな物質でできていますが、おおまかにいって水分と、筋肉に多い糖質とたんぱく質、骨に多いミネラル、そして脂肪でできています。

肥満というのは、このなかの脂肪の割合が多すぎることです。だから、体重が重くても、プロレスラーやハンマー投げの選手など筋肉や骨の割合が多い人は脂肪が少ないから、肥満ではありません。

外国人は真冬でも半袖で過ごしている人が多くいます。それは筋肉の量が多いことによって体温を保っているため、寒さに強いともいえます。

実際に日本人は筋肉量の減少によって平均体温が外国人に比べて低下してきています。体温は身体を守る免疫と密接な関係を持っており、体温が１℃低下すると免疫力が30％低下することは前著の『自分の身体は自分で守る』の中で説明しました。

運動して筋肉をつけることは自分の身体を防御する一番の方法なのです。

現在、肥満の判定は、身長と体重から計算されるＢＭＩという数値で行われています。これはBody Mass Index（肥満指数）の略で、ＢＭＩは次ページの計算式で計算できます。

日本肥満学会が決めた判定基準では、統計的にもっとも病気にかかりにくいＢＭＩ22を標準とし、25以上を肥満として、肥満度を４つの段階に分けています。

わが国では、欧米にくらべれば肥満の基準が厳しくとられています。しかも

BMI計算式

$$\text{BMI} = \frac{\text{体重(kg)}}{\text{身長(m)}\times\text{身長(m)}}$$

肥満度の判定基準

	BMI
低体重（やせ）	18.5未満
普通体重	18.5以上　25未満
肥満（1度）	25以上　30未満
肥満（2度）	30以上　35未満
肥満（3度）	35以上　40未満
肥満（4度）	40以上

出典：肥満度の判定基準（日本肥満学会2000）

肥満者の割合が少なく、欧米にくらべると、極端な肥満の人が少ないといわれています。ただし、日本人はもともと飢餓民族で以前から栄養分を体の中に蓄えやすい性質があります。欧米に比べるとBMIが比較的小さくても糖尿病などにかかりやすいことがわかっているので、油断できません。

断食療法を推奨する医者もいるほどで、栄養学をしっかりと勉強した食事指導のできる医者が今後増えてくるものと思われます。

日本では男性の場合、どの世代でも10年前、20年前よりぐんと肥満者の割合が増えています。

とくに40代から60代の肥満者は30%を超えています。

女性では、30〜60歳代において肥満者の割合が20年前、10年前と比べて減少しており、また20〜40歳代においては低体重（やせ）が増加傾向になっています。

体の脂肪の量のうち、内臓にたまる脂肪がもっとも問題だといわれています。

内臓脂肪を測定するためには、腹部CTを撮ることによって正確な数値が分かりますが、この内臓脂肪は、腹囲（へその高さで測るウエスト周囲径）と比例するため、腹囲を測定することで内臓脂肪型肥満かどうかの判定が行われるようになってきました。

ＢＭＩ25以上で、男性85㎝以上、女性90㎝以上だと内臓脂肪型肥満の疑いとされています。

40歳以上の人が受ける特定健診などの健診では、この腹囲が基準値を超えているかどうかをとても重要視しています。

なぜなら、内臓脂肪が多くなると、内臓脂肪からアディポネクチンというホルモンのような物質が分泌されるようになり、高血圧や脂質異常症、糖尿病、動脈硬化などを起こしてくることがわかってきました。健診では腹囲が基準値以上の人で、これらの合併症を有する場合にはメタボリック症候群として保健指導の対象になります。

さらに内臓脂肪が増加すると、がんまで起こしてくることもわかってきました。肥満者では肝臓がん、膵臓がん、大腸がんの発症が著明に高くなります。

また皮下脂肪が増えると、腰痛や膝の痛みの原因になり、ロコモティブシンドロームと呼ばれる骨や関節の病気を起こしてきます。

この他、喉の周りに脂肪が増えると、いびきをかくようになり、閉塞性睡眠時無呼吸症候群（ＯＳＡＳ）を起こすようにもなります。この病気はＪＲの事故や夜行バスの衝突事故などで注目されるようになりました。

睡眠中に呼吸が停止してしまうことによって慢性の酸素不足が起こると、心臓がそれを補おうとして過剰に反応し、高血圧や不整脈など循環器の病気を起こしてきます。

また睡眠時無呼吸症候群は、認知症や突然死の原因になるともいわれています。

私の診療所では12年前からフィットネスクラブを併設して、患者さんに運動を奨めています。

運動は肥満防止以外にも体温上昇による免疫力の向上、発汗によるデトックス効果、筋肉や骨を強くして腰痛などの痛みを改善させる効果などがあるため、ぜひ運動を続けるようにしてください。

なお日本医師会は健康スポーツ医の育成とその資質向上を目的として、健康スポーツ医制度によって認定医を育成しています。

スポーツによる突然死やスポーツ障害を防止する意味だけでなく、運動と栄養・食事・飲料などに関しての正しい知識を修得するために、多くの医師が認定医となることが求められています。

(3) 節酒・禁煙をする

ごく少量のアルコールは、ストレス解消に役立ちます。とはいうものの、つい量を過ごすのが、アルコールの最大の問題です。

アルコールは大量に摂取すると肝機能が悪くなります。進行すると、肝硬変から肝臓がんになることがわかっています。

また飲酒自体は肥満の直接の原因ではありませんが、飲酒は高血圧や糖尿病といった生活習慣病の危険因子でもあります。つまり、肥満とも密接な関係があるといえます。

お酒をよく飲む習慣があって肥満の人は、飲酒をできるだけ控えたほうがいいでしょう。1日に日本酒なら1合、ビールなら中びん1本、ウイスキーならダブルで1杯程度を、週に2回ぐらいにするのが適量です。

さらに、飲酒する日は、一緒に食べるものを減らすことも心掛けてください。

タバコもストレス解消に役に立つという人がいます。しかしこれは誤った考えです。タバコは「百害あって一利なし」。断言できます。

タバコの煙には、4000種類以上の化学物質が含まれています。発がん性物質はそのうちの60種類です。肺がんだけでなく、その他のがんを引き起こす原因にもなります。

また脳梗塞や心筋梗塞、喘息以外にも、糖尿病、動脈硬化、高血圧といった生活習慣病に大きく関係します。

そして、副流煙の問題も大きいです。副流煙とは、火をつけたタバコから立ちのぼる煙のことをいいます。

実は、副流煙のほうが人体に有害なのです。

夫の喫煙で、タバコを吸わない妻が肺がんになるリスクは約2倍になるというデータもあります。

受動喫煙があると、タバコを吸わない人の健康も損なわれます。

空気清浄機は、タバコの臭いは除去してくれます。しかし、すべての有害物質を取り除くわけではないのです。

どうしても煙草をやめにくい理由にニコチンへの依存があります。ニコチンは麻薬にも劣らない依存性をもつ薬物です。

タバコを吸うと、タバコに含まれるニコチンが脳の中にあるニコチン受容体と結合してドーパミンという物質がたくさん出てきます。

ドーパミンは中枢神経系（脳）に存在する神経伝達物質で、運動調節、ホルモン調節、快の感情、意欲、学習などに関わっています。

このため快感を得ようとしてニコチンの依存がおこります。ドーパミン作動性の覚醒剤がなかなか止められないのと同じです。

最近、ニコチンではないのにニコチン受容体と結合してドーパミンを出す薬剤が禁煙外来で使われるようになりました。この薬剤によって禁煙の成功率は高くなっています。

タバコを吸っている人は、頑張って禁煙してください。

(4) 薬による治療

肥満症の治療方法には、食事療法、運動療法、行動療法、薬物療法等があります。基本となるのは食事療法と運動療法で、これを同時に進めます。

食事と運動の生活指導を具体的に進めるときに行われるのが行動療法という方法です。

減量には食事療法の効果のほうが大きいですが、太りにくい体質をつくって、その後にリバウンドしないようにするためには、運動療法を同時に行うことがとても重要です。

まれに薬物療法が補助的に使われることがあります。

実際には脂質異常症の薬が使用されることが多いのですが、最近糖尿病の薬の中で体重減少が高い確率で起こる薬が発売されました。糖尿病を合併した肥満の人には良い薬と思われます。

以上のような方法で効果がない場合にだけ、胃を小さくする外科療法（手術）が行われることもあります。

第7章

健診と検診

生活習慣病予防健診とは

健康診断（健診）とは、診察および各種の検査で健康状態を評価することで健康の維持や病気の予防・早期発見にとって非常に重要です。

生活習慣病による医療費を削減する目的で厚生労働省は健診を奨めています。

２００８年４月より、医療保険者（国民健康保険・被用者保険）に、内臓脂肪型肥満に着目した特定健康診査・特定保健指導の実施が義務づけられました。特定健康診査・特定保健指導は40歳以上75歳未満の被保険者・被扶養者が対象となります。

まずは腹囲の測定とＢＭＩの算出を行い、基準値（腹囲:男性85㎝、女性90㎝／ＢＭＩ・25）以上の人はさらに血糖、脂質（中性脂肪・ＨＤＬコレステロール）、血圧、喫煙習慣の有無から危険度によりクラス分けされます。そして、クラスに応じた保健指導を受けることになります。

受診率や保健指導実施率、のちの目標到達度によって後期高齢者医療制度への財政負担が、保険組合や自治体に対して最大10％内で増減されるようになっています。

全国健康保険協会（協会けんぽ）でも生活習慣病予防健診の実施を推奨しています。生活習慣病予防健診とは、全国健康保険協会が、健康保険（政府管掌健康保険）に加入している事業所の被保険者と被扶養者の健康保持増進を目的に実施している健康診断です。

このうち、40歳以上の人に対する生活習慣病予防健診は、特定健康診査を兼ねています。

生活習慣病予防健診により、メタボリックシンドロームのリスクがある、または生活習慣の改善が必要であると判断された場合には、その人に合った適切な保健指導（特定保健指導）が行われることになります。

生活習慣病予防健診には、次のような種類があります。全国健康保険協会のホームページから引用します。

（1）一般健診

年1回の定期健診。

診察や尿、血液を採取しての検査、胸や胃のレントゲン検査など約30項目の全般的な検査を行います。対象者は、当該年度において35歳～74歳の方。

（2）付加健診

一般健診に加えてさらに検査項目を増やし、病気の早期発見や生活習慣改善などの健康管理に活かします。

対象者は、一般健診を受診する方のうち、当該年度において40歳及び50歳の方。

（3）乳がん・子宮頸がん検診

問診・視診・触診・乳房エックス線検査（マンモグラフィー）による乳がん検査、子宮細胞診（スメア方式）による子宮頸がん検査を行います。

対象者は、一般健診を受診する40歳以上の偶数年齢の女性で受診を希望する方。(中略)

(4) 子宮頸がん検診(単独受診)

問診・子宮細胞診(スメア方式)による子宮頸がん検査を行います。

対象者は、20~38歳の偶数年齢の女性で受診を希望する方。(中略)

(5) 肝炎ウイルス検査(この検査は任意です)

B型肝炎ウイルス、C型肝炎ウイルスへの感染の有無を調べるための検査です。特にC型肝炎ウイルスは、肝硬変・肝がんを進行させるとされ、国の緊急対策として今まで肝炎検査を受けたことのない方を対象に希望者本人の申込みにより検査を行います。

対象者は、下記の1~3のいずれかに該当する方のうち、検査を希望される方。(中略)

１　一般健診を受診する方で、当年度において35歳以上の方。
２　一般健診を受診する方で、広範な外科的処置を受けたことがある方、又は妊娠若しくは分娩の時に多量に出血した経験のある方。
３　一般健診を受診された方で、健診結果においてＧＰＴの値が36Ｕ／Ｉ以上であった方。

（全国健康保険協会のホームページより引用）

協会けんぽでは健診を行う事業所に対して補助金を支給しています。

なお、「健診」と「検診」とはしばしば混同されて使われています。健診は「健康診断」の略称です。そして検診とは、本来特定の疾患の発見を目的としたもの（例えば「がん検診」）を指します。

健診の義務化

健診には大きく分けて受診者の意思で『任意に』行われるものと『法令により実施が義務付けられている』もののふたつがあります。

最近、テレビの健康番組でよく人間ドックが取りあげられています。「ドック」は船を修理・点検するための設備や施設を意味する英語dockに由来しています。

人間ドックとは船舶のオーバーホールと同じで、定期的に身体各部位の精密検査を受け、普段気がつきにくい疾患や臓器の異常や健康度などを『任意に』チェックするものです。

一般健診以外に臓器や病気によって精密検査を付加するものが人間ドックで、これは保険適用外です。

病院では病気の診断のためにはいろいろな検査が行われ、それは保険の適用とされています。

しかし健康保険組合の診療報酬支払基金では国からの補助が減額されて以来、必要な検査までも不必要と簡単にカットするようになっています。医療機関にとっては大変な損失です。

このまま厚生労働省による医療費抑制が進めば、将来は病気の診断のために行われている検査も保険外で行わなければならないようになる可能性もあります。そのような事態は絶対に避けなければなりません。

一方で、日本政府のおかげで国民の健康が守られている部分も確かにあります。それが教育環境や労働条件を保護する法案の制定と健診の義務化です。

私は医師会の業務として10年以上中学校の校医を引き受けていたため、毎年生徒や教師の健診を行ってきました。

１９５８年に制定された学校保健安全法は、学校における児童生徒等及び職員の健康の保持増進を図るため、学校における保健管理に関し必要な事項を定められました。

学校における教育活動が安全な環境において実施され、児童生徒等の安全の確保が図られるよう、学校における安全管理に関し必要な事項を定め、学校教育の円滑な実施とその成果の確保に資することを目的としています。

幼稚園から大学まで児童・生徒・教師については学校保健安全法により、毎学年6月30日までに（学校保健安全法施行規則第5条）健康診断を行うことが定められています（学校保健安全法11条〜18条）。

1947年に労働者の賃金と健康を守る観点で労働基準法が制定されました。これは労働基準（労働条件に関する最低基準）を定める日本の法律です。

労働基準法が「最低基準の確保」を目的としているのに対し、最低基準を確保するだけでなく、より進んで適切なレベルの職場環境を実現することを目指して、1972年に労働安全衛生法が制定されました。

日本では、労働安全衛生法第66条以下および労働安全衛生規則によって労働者の健診が義務付けられています。

大阪府総合労働事務所がまとめた文章から、その内容を紹介しておきます。

健康診断　【厚生労働省平成25年3月更新】

〈1〉健康診断に関する使用者の義務

（1）実施義務

事業主には業種・規模を問わず健康診断の実施義務があり【法第66条第1～3項】違反には罰金を課す。労働者には受診義務があり【法第66条第5項】、正当な理由のない受診拒否は制裁の対象となる。

（2）健康診断結果報告義務

常時50人以上の労働者を使用する事業者は、定期健康診断、特定業務従事者の健康診断、または歯科医師による健康診断（定期のものに限る）を行ったときは、遅滞なく、定期健康診断結果報告書を所轄労働基準監督署長に提出しなければならない【規則第52条】。

（3）健康診断結果の記録の作成及び健康診断の結果の通知

事業者は、雇入時健康診断、定期健康診断、特定業務従事者の健康診断等を行ったときは、健康診断個人票を作成し、これを原則として5年間保存する必要がある。また、健康診断を受けた労働者に対し、遅滞なく、当該健康診断の結果を通知しなければならない【規則第51条、第51条の4、法第66条の6】。

（4）健康診断の結果についての医師等からの意見聴取、健康診断実施後の措置

事業者は、健康診断の結果に基づき、医師等の意見を聴取し、必要があると認めるときは労働者の健康保持に必要な措置（就業場所の変更、配置転換、深夜勤務日数の回数減など）を講じなければならない【法第66条の4・第66条の5】。

（5）長時間労働者への医師による面接指導の実施

事業者は、週40時間を越える労働が1ヵ月当り100時間を越え、疲労の蓄

積が認められる労働者に対して、労働者の申出を受けて、医師による面接指導を行わなければならない【法第66条の8、規則第52条の2】。また、これに該当しない労働者であっても健康への配慮が必要な場合は、必要な措置を講じるように努めなければならない【法第66条の9】。

(6) 二次健康診断関係

直近の定期健康診断等の結果、脳血管・心臓疾患に関連する一定の項目について異常の所見があると判断された労働者は、二次健康診断等給付を請求することができる【労災保険法第26条】。事業主は、当該給付制度の労働者への周知に努めるとともに(過重労働による健康障害防止のための総合対策H18・3・17基発第0317008号)、二次健康診断を受けた労働者から受診後3ヵ月以内に診断結果を証明する書面が提出された場合には、労働安全衛生法に基づき就業上必要な措置を講じなければならない【労災保険法第27条】。

〈2〉健康診断の費用等について

（1）健康診断の費用

法の規定により実施される健康診断の費用については、法で事業者に健康診断の実施を義務づけている以上、当然、事業者が負担すべきものである【厚生労働省労働基準局／行政解釈】。

（2）健康診断の受診に要した時間についての賃金の支払い

健康診断の受診に要した時間についての賃金の支払いについては、労働者一般を対象とする一般健康診断は、一般的な健康の確保を図ることを目的として事業者にその実施を義務づけたものであり、業務遂行との関連において行われるものではないので、その受診に要した時間については、当然には事業者の負担すべきものではなく、労使協議して定めるべきものであるが、労働者の健康の確保は、事業の円滑な運営の不可欠な条件であることを考えると、その受診に要した時間の賃金を事業者が支払うことが望ましい。

特殊健康診断は、事業の遂行にからんで当然実施されなければならない性格のものであり、それは所定労働時間内に行われることを原則とする。また、特殊健康診断の実施に要する時間は労働時間と解されるため、当該健康診断が時間外に行われた場合には、当然に割増賃金を支払わなければならない【厚生労働省労働基準局／行政解釈】。

〈3〉健康診断の種類

事業者が実施しなければならない健康診断には次のようなものがある。診断項目はそれぞれ異なる。

（1）雇入時健康診断【規則第43条】

常時使用する労働者を雇い入れる場合に実施する。ただし、医師による健康診断を受けた後3ヵ月を経過しない者を雇入れた場合は、その者が健康診断の結果を証明する書面を提出したときは、その健康診断の項目に相当する項目については省略することができる。

なお、定期健康診断で代替するなどして雇入れ時の健康診断を省略することはできない。

※雇入時健康診断については、所轄労働基準監督署長への報告は要しない。

◇常時使用する労働者とは

「常時使用する労働者」には、次の①②の両方を満たす短時間労働者を含む【H19・10・1基発1001016号】(両方を満たさない場合であっても、②について概ね2分の1以上であるものについては、一般健康診断を受けさせることが「望ましい」とされています)。

①期間の定めのない労働契約により使用される者であること(期間の定めのある場合でも、更新により1年以上「使用されることが予定されている」・「引き続き使用されている」場合は該当)。

②その者の1週間の労働時間数が当該事業場において同種の業務に従事する通常の労働者の1週間の所定労働時間数の4分の3以上であること。

(2) 定期健康診断【規則第44条】

常時使用する労働者に対して、1年以内ごとに1回、定期的に健康診断を実施する。

(3) 特定業務従事者健康診断【規則第45条】

規則第13条第1項第2号に掲げる特定業務（坑内労働、深夜業等の業務）に常時従事する労働者に対して、当該業務への配置換えの際及び6ヵ月以内ごとに1回、定期的に健康診断を実施する。

(4) 海外派遣労働者の健康診断【規則第45条の2】

労働者を6ヵ月以上海外に派遣する場合及び6ヵ月以上派遣された労働者を

国内で業務につかせる場合に健康診断を実施する。

(5) 給食従業員の検便【規則第47条】

事業に附属する食堂または炊事場における給食の業務に従事する労働者に対して、その雇入れの際またはその業務への配置換えの際、検便による健康診断を実施する。

(6) 歯科医師による健康診断【規則第48条】

労働安全衛生法施行令第22条第3項の業務(塩酸、硝酸、硫酸、亜硫酸、弗化水素、黄りんその他歯またはその支持組織に有害な物のガス、蒸気または粉塵を発散する場所における業務)に常時従事する労働者に対して、その雇入れの際、当該業務への配置換えの際及び当該業務についた後6ヵ月以内ごとに1回、定期的に歯科医師による健康診断を実施する。

（7）特定有害業務従事者に対する健康診断【法第66条第2項】

労働安全衛生法施行令第22条に定める有害業務に従事する労働者及び従事したことのある労働者に対し、特別の項目について健康診断を実施する。

（8）VDT作業者に対する健康診断【平14・4・5基発0405001号】

厚生労働省では「VDT作業における労働衛生管理のためのガイドライン」を策定し事業者が講ずべき措置等を示すとともに、その中でVDT作業者に対して行うべき健康診断を定めている。

使用者は、法令に定めがある場合等の他、必要外の医療上の個人情報を収集してはならない【平12・12・20労働者の個人情報保護に関する行動指針】。特に、HIV検査や遺伝子診断は行ってはならない。

（大阪府総合労働事務所のホームページより引用）

健康診断の実施は事業者の義務となっていることはおわかりいただけたかと思います。

もし、事業者が健康診断を実施しなかった場合は、「50万円以下の罰金に処せられる（労働安全衛生法第120条）」ことになります。

事業者の実施する健康診断の受診は、原則として労働者の義務でもあり（労働安全衛生法第66条5項）、労働者による健康診断の受診拒否は、就業規則等によって定める懲戒処分の対象にもなります。

このように労働基準監督署の管理下で健診の義務化は徐々に普及してきています。

実際には規模の大きい事業者では、通常の勤務時間内に事業者指定の病院や健診センターで一般定期健康診断を受診させることが多く、その間の時間は有給であるのがほとんどです。

規模が小さい事業者では、勤務時間外に各従業員が選んだ病院などで一般定期健康診断を受けさせ、後日、その費用を会社が支給していることもあります。

この場合、受診時間は無給となっています。

健診が義務化されることにより、日本では教育現場や事業所における健康保全が保たれています。

国民皆保険制度とともにこの健診制度は守り通さなければならない制度だと思います。

厚生労働省は予防医療を充実させる目的で国民に健診の受診を奨めており、今まで厚生労働省にいろいろ苦言を呈しましたが、この点ではその業績を讃えたいと思います。

産業医の仕事

労働者の健康障害を予防するのみならず、心身の健康を保持増進することを目指した活動を遂行するのは産業医の仕事です。

産業医とは、事業場において労働者の健康の保持・増進に努め、衛生管理者とともに職場環境管理を行い、労働と健康の両立を図る職務を有する医者です。
常時50名以上の労働者が働く事業場では、産業医を選任することが義務づけられています。（労働安全衛生法第13条）
産業医の実際的な仕事は次のようなものです。

■衛生委員会への出席
■職場巡視
■従業員への健康指導
■過重労働者（残業時間月100時間以上）への問診
■従業員のメンタルヘルス相談
■定期健康診断の結果報告書の作成（労働基準監督署宛提出書類）
■健康教育セミナー
■健康管理指導に対する体制整備

■リスクマネジメント（危機管理対策）

産業医が職場環境以外に、労働者の健康管理にあたって最も注意することは過重労働です。過重労働による業務上疾病としては「脳心血管系疾患」と「精神障害」が問題となります。

脳心血管系疾患（脳卒中・心筋梗塞など）の発生については過重な労働負荷、長時間労働による回復期間の減少、睡眠時間の減少などが関与していると言われています。

過労死についてはマスコミでもしばしば取りあげられる問題でもあり、企業側の責任が問われます。

精神疾患の発生については労働時間との関係性ははっきりしませんが、精神的負担感を介在した報告があります。

メンタルヘルス（精神面での健康）は心の健康、精神衛生とも称され、主に精神的な疲労、ストレス、悩み、などの軽減・緩和とそれへのサポートを行うことを言います。
うつ病などの心の病気（精神疾患）の予防を目的とした場面で使われ、過重労働とともに重要な問題で企業に対し法的義務まで付けられています。

企業の社会的責任

１９８８年に「労働安全衛生法」が改正され、メンタルヘルス対策が法令上組み込まれました。「労働者の健康保持増進措置（ＴＨＰ）」が企業の努力義務とされたのです。

さらに、２００８年に施行された「労働契約法」第５条で「安全配慮義務」が明文化されました。そのことで、労働契約上の安全配慮は「努力義務」ではなく「法的義務」となったのです。

企業が社員に対し、十分な安全配慮を怠ったことで、うつ病などの精神疾患を発症、そして悪化し、さらに自殺などということになった場合には、事業者はその責任を問われます。

つまり、メンタルヘルスの問題は、企業にとっての社会的責任であるだけではなくなり、リスクマネジメントといっても過言ではなくなりました。

産業医とは、事業場において労働者が健康で快適な作業環境のもとで仕事が行えるよう、専門的立場から指導・助言を行う医者です。

産業医学の実践者として産業保健の理念や労働衛生に関する専門的知識に精通していなければなりません。

産業医の資格は次ページの図のようにして認定されます。

産業医には大企業に所属する専属産業医と中小企業に兼務する嘱託産業医がいますが、今後、産業医が増えることによって職場の健康と安全が守られてくることが期待されています。

なお日本医師会は健康スポーツ医と同様に、認定産業医制度によって産業医の普及を行っています。

産業医の要件

［ 労働安全衛生規則 第14条第2項 ］

(1) 厚生労働大臣が定める産業医研修の修了者。
これに該当する研修会は日本医師会認定の産業医学基礎研修と産業医科大学の産業医学基本講座があります。

---

(2) 労働衛生コンサルタント試験（試験区分保健衛生）に合格した者。

---

(3) 大学において労働衛生を担当する教授、助教授、常勤講師の職にあり、又はあった者。

---

(4) 厚生労働大臣が定める者。

おわりに

そもそも医療は時代や政策の変更によって方向転換を余儀なくされます。以前は病気を治すことが医者の大きな仕事でした。しかし、今後は患者の病気と向き合うだけでなく、患者の生活環境や経済状況までも考えていかなければならない時代となってきています。

これは仕方ないことかもしれませんが、医は仁術という考えだけでは動けなくなってきたことも確かです。

日本政府は財政危機の打開策として、生活習慣の是正によって病気を予防して医療費を抑制することを考えています。

特定健診や生活習慣病予防健診など健診への受診を薦めるようになり、タバコからの税収よりも病気の発症による医療費増大を抑えることのほうが賢明と判断して禁煙を強調するようになりました。

また介護を地方自治体に任せて、地域の特性に応じた地域包括ケアシステムの構築を行わせようとしています。

この方針は決して間違ったものとは思えません。

しかし強引に在宅医療を進めようとして、医療と介護のあらゆる分野で歪みが生じてきています。

最も大きな問題は、本当に医療が必要な患者の行き場所が少なくなってきていることです。

以前書いた本の中ではやんわり国と厚生労働省を批判してきましたが、今回は医療と介護の現場の声としてはっきりと主張するためにこの本を出版しました。

厚生労働省は、国の医療費抑制政策があるかぎり粛々と今の方針を進めるしかありません。ただ厚生労働省は国民の健康を守る責任を持った機関であり、もっと誇りを持って欲しい。このため私はあえて苦言を呈したいと思います。

在宅医療を進めるにしても、現場で働く医者や医療・介護従事者の声に耳を傾けなければなりません。

　政治家や厚生労働省の役人にも家族がいるはずです。そして自分も医療や介護を受けなければならない立場になった時、病院や介護施設に入れない悲惨さを初めて痛感することになるでしょう。

　厚生労働省に踊らされて目先の利益に走る医者がいたことは事実です。しかし東北の震災復興のために心血をそそいでいる医者も多くいます。

　厚生労働省に対しては「志と誇りを持った聖職者である医者を舐めるな！」とそう言いたいのです。

　日本の医療は病気を治す対症療法から予防医療、さらには再生医療へとこれから変わっていくものと思われます。それにともなって医者の仕事もどんどん変化してくることでしょう。

　今後は医療制度の変遷とともに医療・介護・予防の分野では、ますます頼れる「かかりつけ医」を探す必要性が高まってきています。医者もそれに向けて体制を整えなければなりません。

この本のオビに、『賢い「かかりつけ医」の選び方』という言葉を入れました。これは賢い「かかりつけ医」を選ぶという意味にもとれるし、頼れる「かかりつけ医」を正しく選ぶという意味にもとれます。それは読者の判断に任せることとしておきます。

この本を出版するにあたり、医師、歯科医師、看護師、薬剤師、理学療法士、ケアマネジャー、介護施設など数多くの関係者の意見や文献を参考にさせていただきました。心より感謝申し上げます。

末尾として、私の診療所に通う患者さんにアンケートを依頼しました。このアンケートから賢い「かかりつけ医」を選ぶ際のヒントが得られることを期待したいものです。

2015年2月

有吉クリニック理事長・医学博士　有吉俊一

質問1「どんな病院にかかりたいですか？」

- 総合的に治療が受けられる。
- 誰でも気軽に話しやすい病院。
- つねに清潔な病院。
- 物が明るい病院。
- 待ち時間の短い病院（できれば30分以内）。
- 温かく雰囲気が良い病院。
- 病気はいつ発病するか分からないので……、24時間いつでも受診できるような（救急車を呼ばずに）病院があればいいなと思います。
- 清潔な病院、スタッフさんの笑顔、最新の機器がある点。
- 熱心に患者の事を思ってくれる。
- スタッフ・看護師の方が明るく応対していただける病院は診療まで自分が何をすれば良いのかを質問しやすく、良いと思います。
- 専門医。
- スタッフ同士の連携がうまくいっているところ。
- 待ち時間の目安が分かる。

●看護婦さんや事務員さんの話しやすい病院。
●病院のはしごが苦になります。一か所で診てもらえる病院が理想的です。
●設備の整った病院にこした事はないが清潔な病院。
●声をかけてくれる。
●スタッフの対応が丁寧親切で、最新の医療設備があり、最短で治療が終わる病院。
●医療技術が大切ですが、患者の痛みと心の痛みを心から思ってくれる病院にかかりたいです。
●待ち時間が少ない方がいいです。

●一人一人を親身になって、マニュアル通りではなく、色々な診療方法を提案してくれる病院。
●薬漬けにしないでいつでも行ける様な。
●専門の病院にかかりたい。
●他科に紹介をスムーズにしてくれる。
●セカンドオピニオンをしやすい。
●症例の多い。
●小さな異変にも気付いてくれる病院。先生や看護婦さんなどが感じのよい優しい病院。
●スタッフの人数が足りている。リハビリの機械が充実している。MRIの機械が置いてある。

質問2「どんな医者に診てもらいたいですか？」

●パソコンを見ながら答えてもらいたくない。

●患者さんの事をよく理解して、治してもらいたい。

●他診療と連携の取れているDr。

●私はとても恐がりなので…、なんでも話せるなんでも聞いてもらえる優しいお医者さんに診てもらいたいです。

●実際に患部に触れたり、身体の症状について丁寧に話を聞いてくれる医者。

●治療方法を提案してくれる先生。

●全身相談できる。

●患者の無知な質問に対しても専門的な言葉をあまり使わず、説明をして下さる医師はよいと感じます。また症状の改善の過程がアバウトでも良いので、説明していただける先生は良いと思います。

●患者の痛み悩みがわかる医者。

●正確に病名を告げて下さる先生。

●患者さんを自分の家族のように思って診察してくださる先生。

●病気の可能性をすべて洗い出して今後の治療法について相談してくれる事。

●東洋医学にも詳しい医師。

●職員（スタッフ）の管理ができている先生。

●経験がある先生。

●病状説明をわかりやすい言葉で言ってくれるDr.。

●多くの患者に対応された実績で、相談に乗ってくれ、今後の対策を示してくれる医者。

●全身相談できる。

●適切なアドバイスができて、いばっていない医者。

●良く話しを聞いてもらえる様な。

●根拠のない自信がある医者には診てもらいたくない。腕のいい医者にみてもらいたい。

●パソコンばかりみずに、患者一人一人の目、手などしっかりとふれあい、あの先生は素敵らしい。この先生でよかった、この先生だったら安心できると思う医者に診てもらいたいです。

●的確な診断、アドバイスをしてくれて、面倒臭そうにしないお医者さま。

※２０１４年12月から２０１５年１月までの期間、当院の患者さんに回答いただいたアンケートです。

厚生労働省《こうせいろうどうしょう》の罪《つみ》と功《こう》

2015年3月26日　初版第1刷

著　者 ――――――― 有吉俊一《ありよししゅんいち》
発行者 ――――――― 坂本桂一
発行所 ――――――― 現代書林
〒162-0053　東京都新宿区原町3-61　桂ビル
TEL／代表　03（3205）8384
振替 00140-7-42905
http://www.gendaishorin.co.jp/

カバーデザイン ――― 中曽根デザイン

印刷・製本：(株) シナノパブリッシングプレス
乱丁・落丁はお取り替えいたします。

定価はカバーに
表示してあります。

ISBN978-4-7745-1510-6 C0047